読む常備薬

図解

最新医学で治す アトピー

専門医が教える、成人から乳児までのケア

近畿大学医学部
皮膚科学教室主任教授
大塚篤司

東京慈恵会医科大学
葛飾医療センター小児科助教
堀向健太

アトピーかもしれない と思ったら

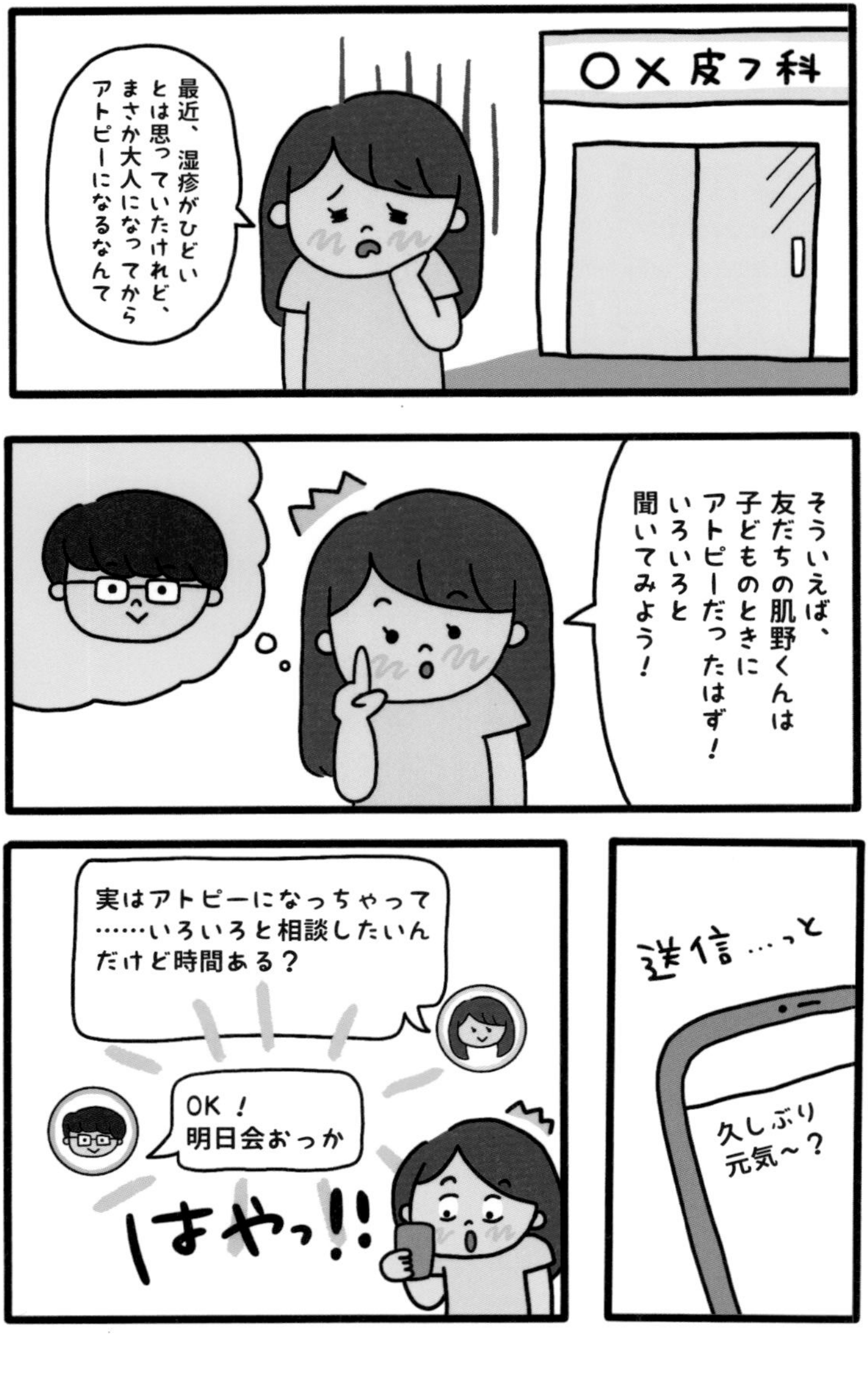

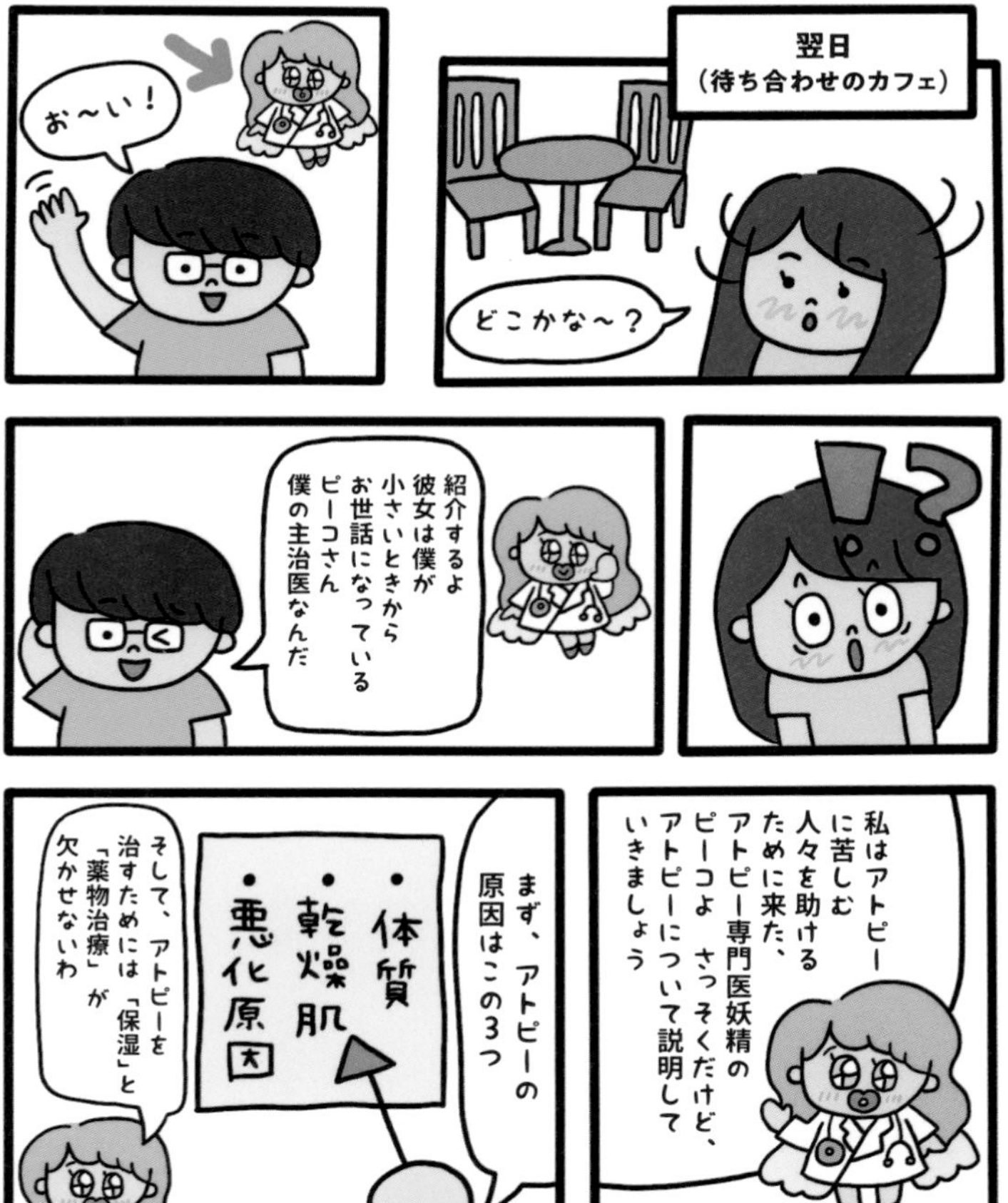

翌日
（待ち合わせのカフェ）
どこかな〜？
お〜い！
紹介するよ
彼女は僕が
小さいときから
お世話になっている
ピーコさん
僕の主治医なんだ
私はアトピーに苦しむ人々を助けるために来た、アトピー専門医妖精のピーコよ さっそくだけど、アトピーについて説明していきましょう
まず、アトピーの原因はこの3つ
・体質
・乾燥肌
・悪化原因
そして、アトピーを治すためには「保湿」と「薬物治療」が欠かせないわ
薬物って
ステロイドとか？
ネットとかで名前は
聞いたことがあるけど、
なんか怖いイメージが……
怖いと思うのは
わからないことが
多いからよ！
アトピーや
その治療法について
細かく解説
していくわね！

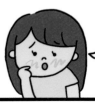

アトピーは必ずよくなる

私はこれまで数多くのアトピー性皮膚炎患者さんを治療してきました。子どもから大人まで、症状もさまざま、ステロイドを怖がる患者さんもいました。

「いまの状態よりも必ずよくなるので安心してください」

不安そうなアトピー患者さんには、そうやって声をかけてきました。

2018年、新薬「デュピクセント」が登場してアトピー性皮膚炎の治療は大きく変化しました。その後、「コレクチム軟膏」「オルミエント」などのJAK阻害剤、また、IL-31阻害剤といった新規注射薬など、アトピーの治療は急激な発展を遂げています。

ギリシア語で「奇妙な」という意味を持つ「アトピー」は、今では「乾燥肌」「Th2反応の亢進《こうしん》」「かゆみ」の3つが病気の原因だとわかっています。

もう少し掘り下げましょう。乾燥肌の原因は「フィラグリン」というたんぱくが皮膚で減少しているせいです。「フィラグリン」は天然保湿因子のおおもとでもあります。「フィラグリン」の遺伝子に異常があると、喘息や食物アレルギーになりやすいこともわかってきました。さらに、Th2反応の暴走は乾燥肌を悪化させますし、かゆみも引き起こします。

3つの悪化因子がぐるぐると絡み合って、アトピーはやっかいな病気に変わります。

アトピーをよくしたい。そんな思いで日々診療に取り組んでいます。この本を読めば、アトピーの原因から対策、治療まで幅広く知れるように作りました。

医者は患者さんの伴走者です。本書があなたと主治医をつなぐ「きずな」になることを願います。

大塚 篤司

もくじ

3章 乳児のためのアトピー最新情報

4章 薬の種類と効果を正しく知ろう

アトピー性皮膚炎とはどんな症状？

かゆみを伴う皮膚の病気 半年以上続いたら要注意

かゆみのある湿疹が繰り返しできる!

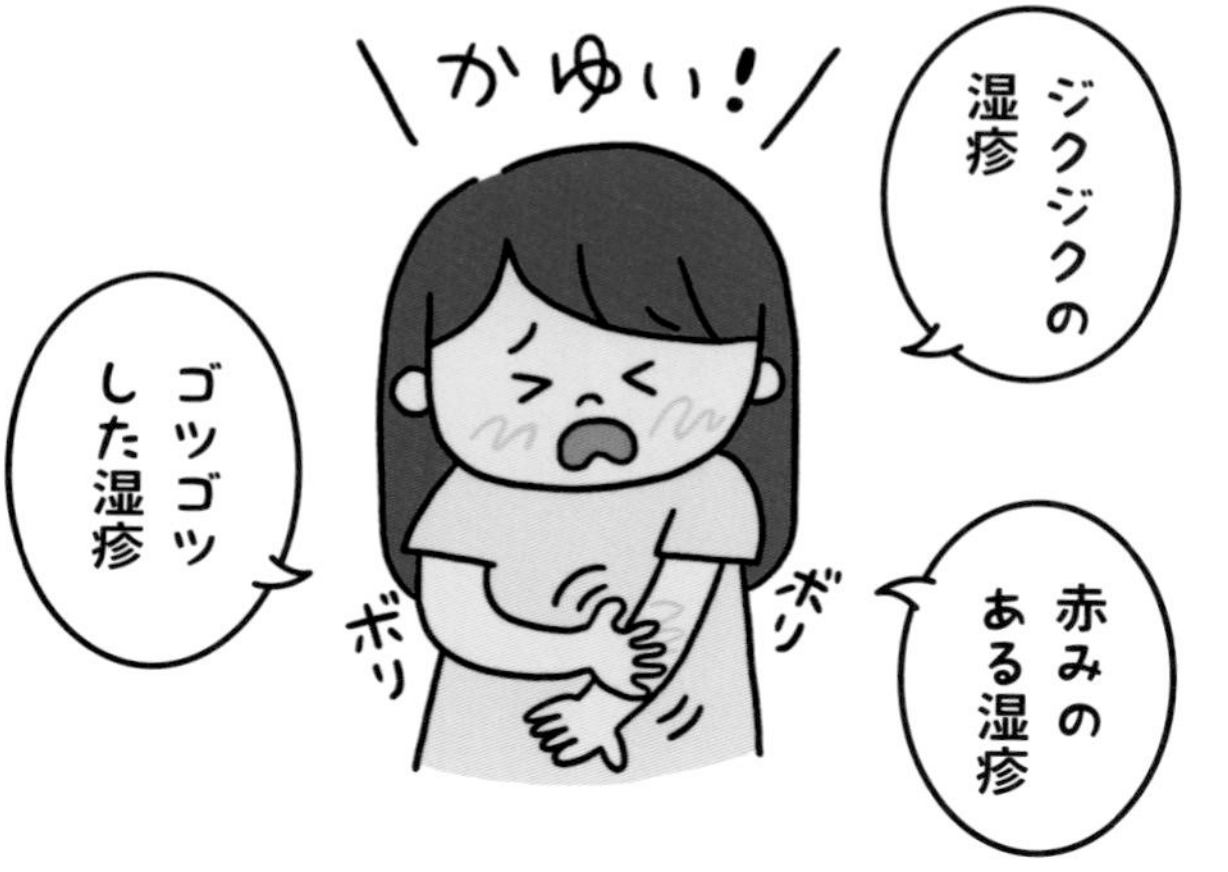
かゆい!
ジクジクの湿疹
赤みのある湿疹
ゴツゴツした湿疹
ボリ
ボリ

アトピー性皮膚炎は、かゆみを伴う湿疹がひどくなったり、よくなったりを繰り返す疾患です。一般的に6か月以上（乳児の場合は2か月）症状が続くとアトピーが疑われます。赤くなったり、盛り上がった湿疹をかき壊して何度も傷ができると、皮膚がざらざらにかたくなったり、米ぬか状の皮膚がポロポロと落ちたりすることも。かぶれや虫刺されなどと違い、体の左右対称に現れるのが特徴です。

アトピー性皮膚炎の症状

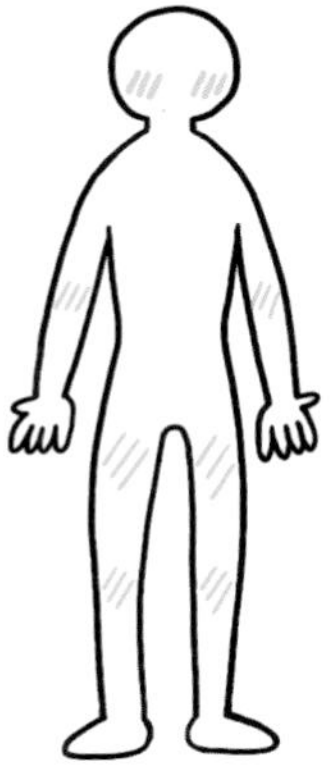

体に左右対称の湿疹ができる

湿疹の症状は、かぶれやあせもと似ているが、大きな違いとして湿疹が左右対称に現れることが多い。

○ 湿疹ができやすい部位

- 顔の頬や口の周囲
- 首の周囲
- 脇の下や肘の内側
- 太ももの付け根や膝の内側

症状の改善と再発を繰り返す

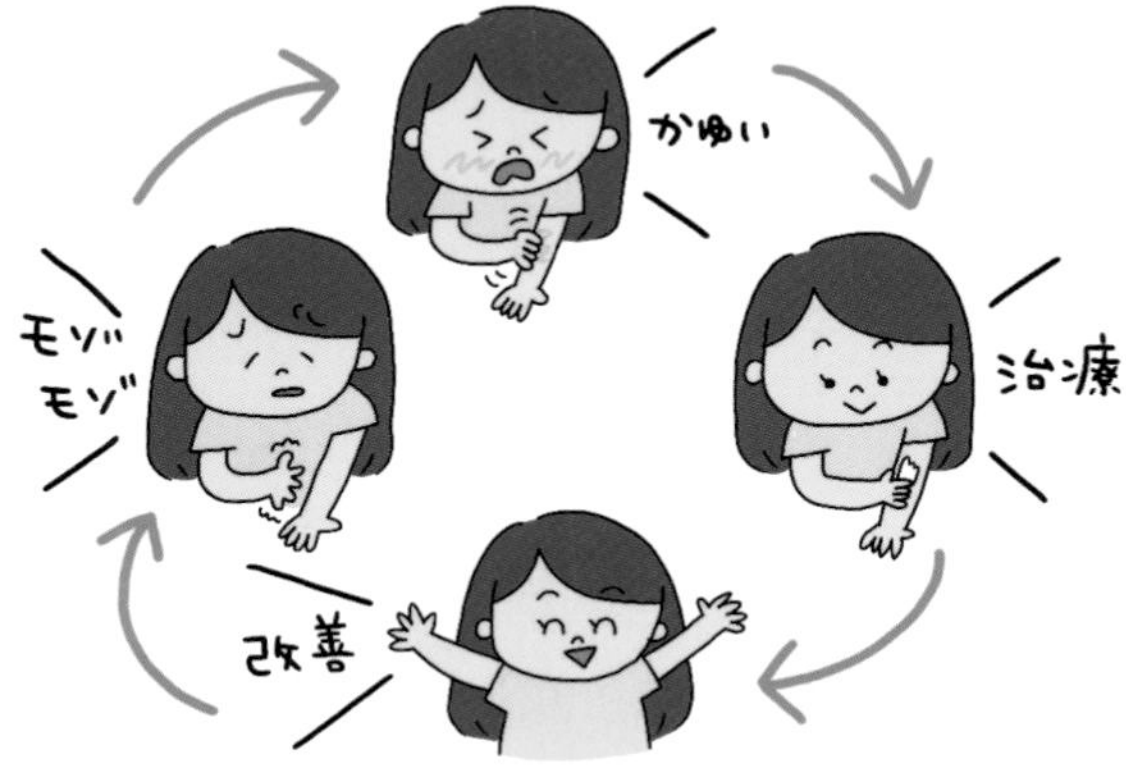

アトピー性皮膚炎は、治療により症状が治ったように見えても、しばらくすると再び発症する特徴がある。その際に、皮膚をかきむしることで肌がダメージを受け、ますます症状が悪化していく。

セルフチェックで症状の重症度を測る

**自分のアトピーの状態を
直近7日を振り返って確認!**

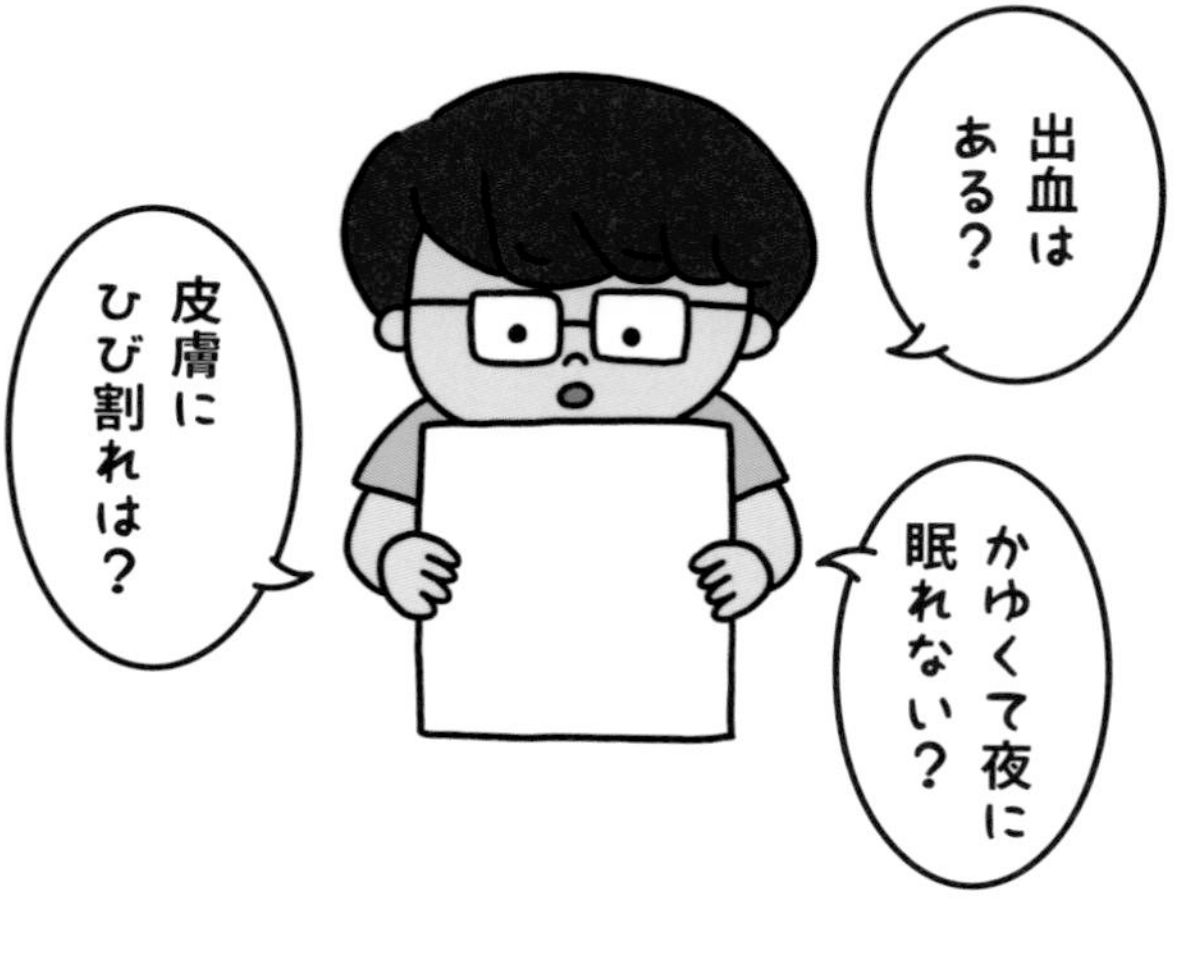
出血はある？
かゆくて夜に眠れない？
皮膚にひび割れは？

POEMスコアの評価で正しい治療につなげよう

アトピー性皮膚炎で診察を受けると、「POEMスコア」という自己診断チェックを行います。症状の重症度をチェックするためのもので、自身の直近7日間を振り返って、皮膚の状態を採点します。

アトピーの自覚症状がある場合は、すでに重症となっているケースが多いですが、心配はありません。チェック後は医師の指示に従って、重症度にあった治療を行います。

POEMスコア（自己診断チェック）

患者が自分自身でアトピー性皮膚炎の症状を確認できるスコアリング。7つの質問に答え、その点数で重症度を判断する。

まったくなかった…………0点
1〜2日……………………1点
3〜4日……………………2点
5〜6日……………………3点
毎日………………………4点

1	湿疹にかゆみのあった日は何日あったか？	まったくなかった	1〜2日	3〜4日	5〜6日	毎日
2	湿疹のかゆみのために睡眠が妨げられた日は何日あったか？	まったくなかった	1〜2日	3〜4日	5〜6日	毎日
3	湿疹のある皮膚から出血した日は何日あったか？	まったくなかった	1〜2日	3〜4日	5〜6日	毎日
4	湿疹のある皮膚から液体がにじみジクジクした日は何日あったか？	まったくなかった	1〜2日	3〜4日	5〜6日	毎日
5	湿疹のある皮膚がひび割れた日は何日あったか？	まったくなかった	1〜2日	3〜4日	5〜6日	毎日
6	湿疹のある皮膚がボロボロとはがれた日は何日あったか？	まったくなかった	1〜2日	3〜4日	5〜6日	毎日
7	湿疹のある皮膚が乾燥していると感じた日は何日あったか？	まったくなかった	1〜2日	3〜4日	5〜6日	毎日

最重症（25〜28点）	皮膚に強い炎症が表面積の30%以上見られる。
重症（17〜24点）	皮膚に強い炎症が表面積の10〜30%未満見られる。
中等症（8〜16点）	皮膚に強い炎症が表面積の10%未満見られる。
軽症（3〜7点）	皮膚に軽度の湿疹が見られる。
症状なし（0〜2点）	症状なし。

炎症はなぜ起こる? 3つの原因を知ろう

アトピー肌はバリア機能が壊れかゆみが抑えられない状態!

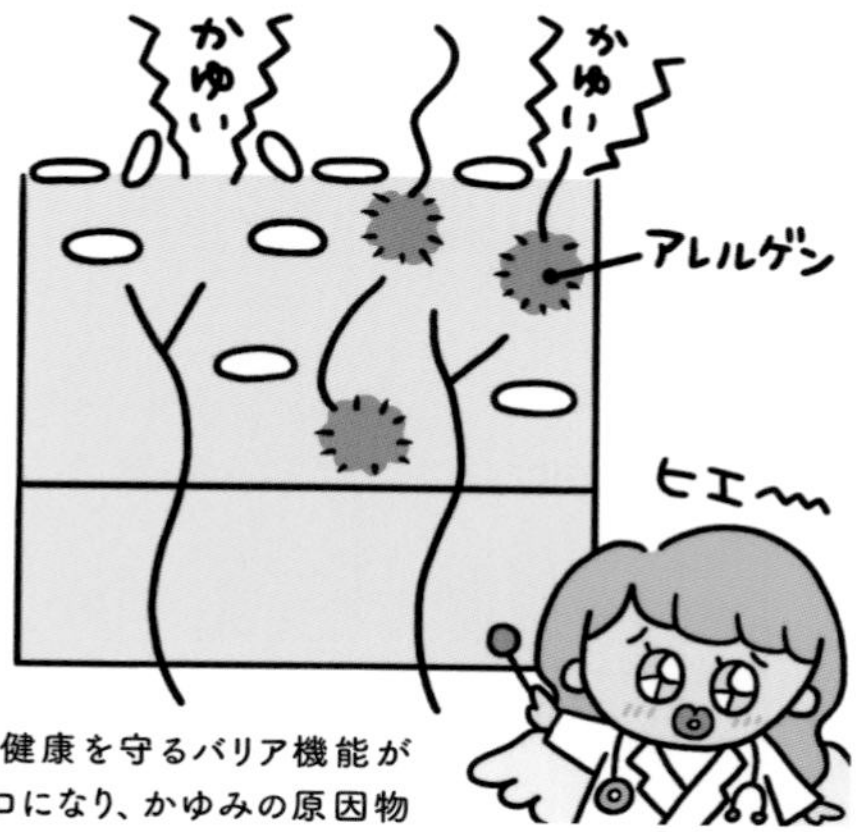

皮膚の健康を守るバリア機能がボロボロになり、かゆみの原因物質が侵入しやすくなっている。

3つの要因が絡み合ってアトピーを長引かせている

日本のアトピー患者は約51万人いる(2019年)とされ、すっかり珍しくない病気となりました。でも病気が起こるメカニズムを知らずに自己流でケアをしている人が多いのも事実。最新のデータからアトピーの原因は①乾燥肌、②免疫システムの異常、③かゆみの3つで、これらが絡み合って症状を引き起こすことがわかってきました。さらに重症化していく原因をみていきましょう。

炎症が起こる要因

アトピーになる3つの原因

アトピーは、乾燥によってバリア機能が低下した皮膚に、
ダニやホコリなどのアレルゲンが侵入してかゆみが発生することで起こる。

乾燥肌
→P14

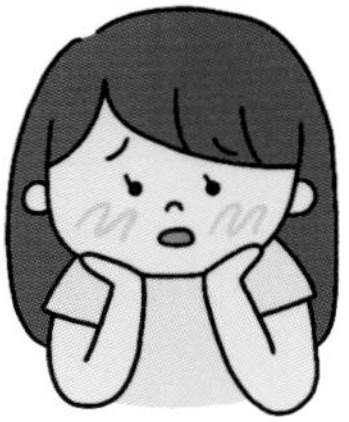

皮膚に水分や皮脂が不足しており、潤いがない状態。ドライスキンともいう。

アレルギー体質
→P16

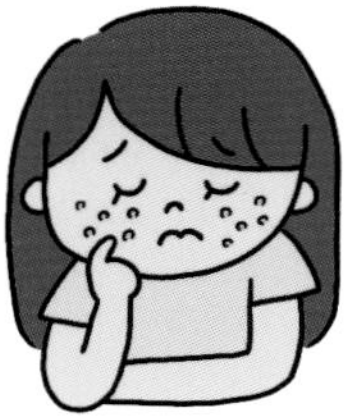

免疫機能が過剰に作用して、アレルギー反応を起こす。先天的な体質。

かゆみ
→P20

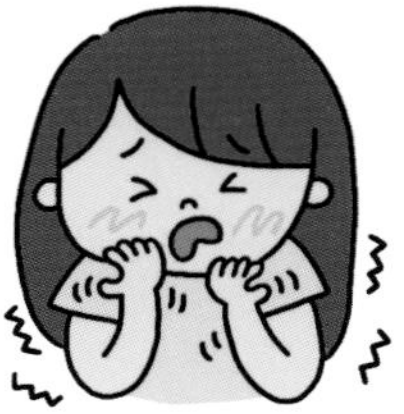

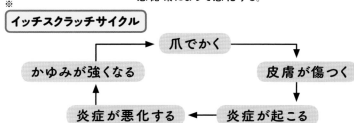

かすかな刺激でもかゆみが発生する状態になり、爪でかくことで皮膚を傷つける。

症状が悪化する原因

アトピーはイッチスクラッチサイクルと呼ばれる、
「かゆみ→皮膚を爪でかく→さらにかゆみが増す」という
悪循環によって悪化する。

※**イッチスクラッチサイクル**

爪でかく → 皮膚が傷つく → 炎症が起こる → 炎症が悪化する → かゆみが強くなる → 爪でかく

※イッチ＝かゆみ。 スクラッチ＝引っかく。

タイプ

乾燥肌

バリア機能が失われ、カサカサの状態に

水分と皮脂が不足すると バリア機能が失われる!

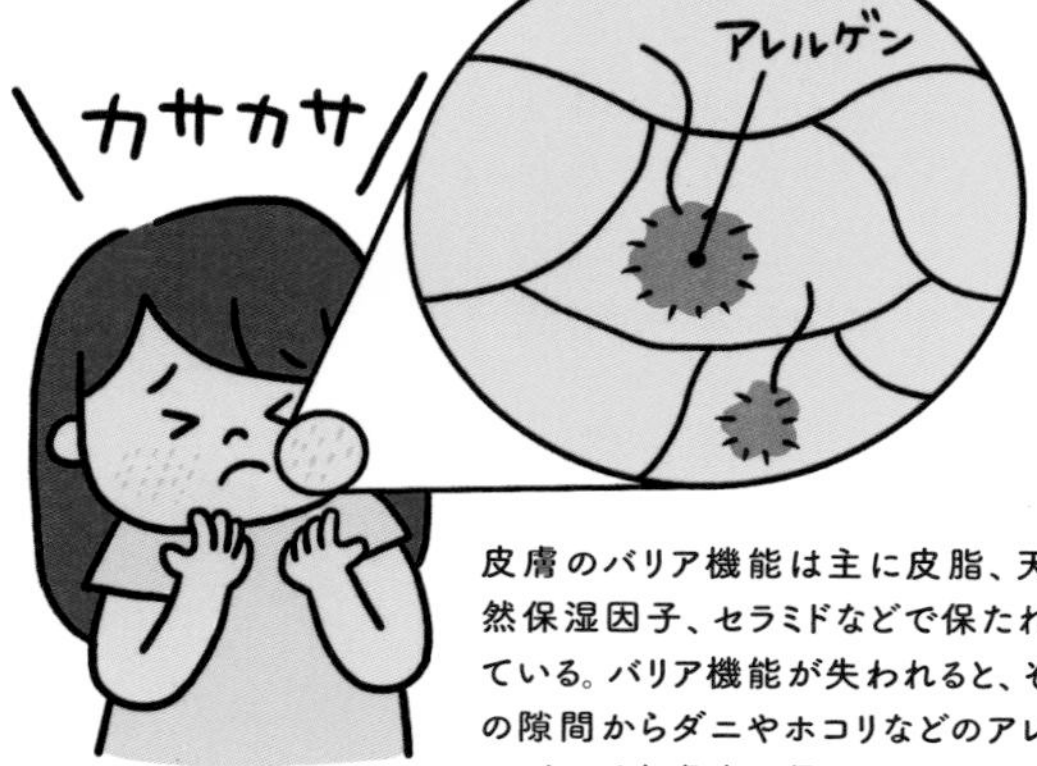

皮膚のバリア機能は主に皮脂、天然保湿因子、セラミドなどで保たれている。バリア機能が失われると、その隙間からダニやホコリなどのアレルゲンが皮膚内に侵入する。

一番外側の表皮の健康が水分を保つカギ

アトピーの原因としてまず挙げられるのが乾燥肌（ドライスキン）です。人の皮膚は表皮、真皮、皮下組織という3つの層に分かれ、一番外側の表皮には「表皮角化細胞」というものが敷き詰められています。この細胞は外に向かって増殖し、最終的に一か月ほどかけて新しく生まれ変わります（ターンオーバー）。はがれ落ちたものは「角層」といい、垢やフケ

乾燥で細胞同士の結びつきが弱くなる

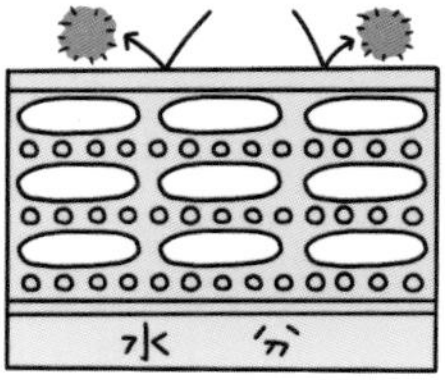

通常の皮膚

十分な量のフィラグリンが皮膚を潤しており、セラミドが細胞同士の隙間を埋めることで、外部からの刺激物の侵入や水分の蒸発を防いでいる。

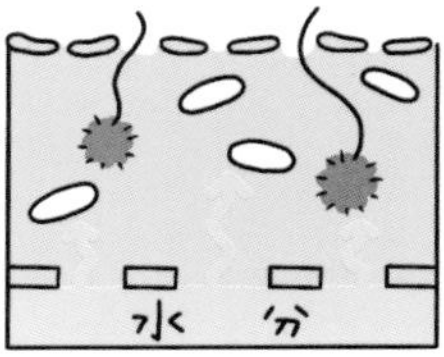

乾燥した皮膚

フィラグリンが欠乏することで角質のバリア機能が弱まり、セラミドが欠乏することで細胞間に隙間ができる。外部から刺激物が侵入したり、水分が蒸発したりする。

になります。この表皮や角層はめくれても血が出ない層で、体内の水分が蒸発しないように守っています。イメージとしては、食品にかけるラップフィルムのような感じです。

この表皮の中で重要なのが、皮膚の最外層の角層を構成するたんぱく質の「フィラグリン」と、細胞同士の隙間を埋める役割を持つ成分の「セラミド」です。

この2つは皮膚の強度や柔軟性、水分保持など多岐にわたる働きをしており、欠乏すると角層がはがれやすく、皮膚からの水分の蒸発が進みます。これが乾燥肌の状態です。

また、近年フィラグリン遺伝子に異常があるとアトピーになるリスクが上がることがわかりました※1。皮膚のバリア機能が失われ、さまざまな刺激を受けやすくなるのです。

タイプ

免疫システムの異常（アレルギー）

体に異物を入れない仕組みが誤作動する

アレルギー体質の人は免疫機能に異常がある！

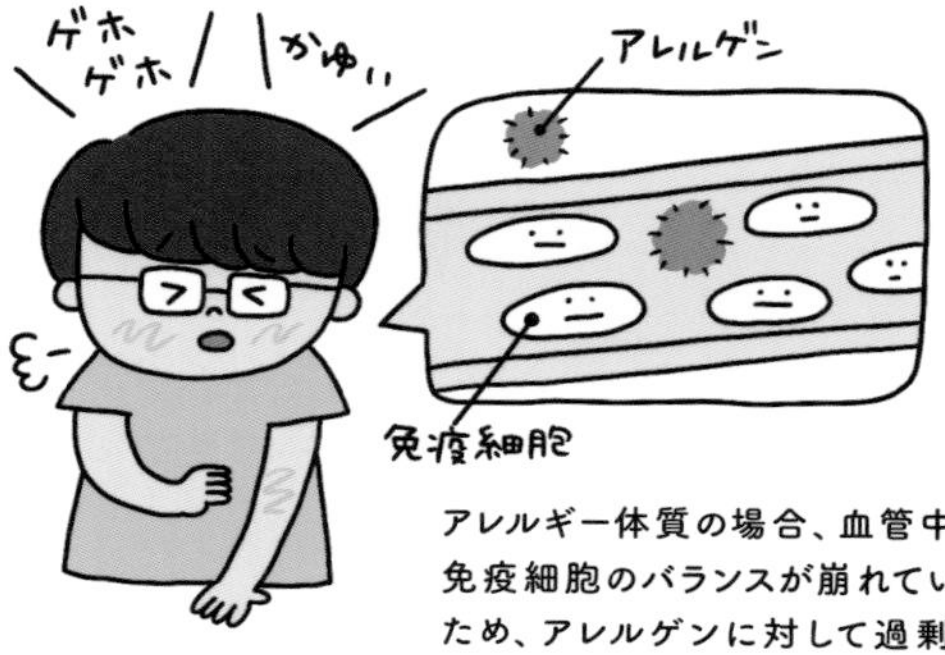

ゲホゲホ
かゆい
アレルゲン
免疫細胞

血管中の免疫細胞が細菌やアレルゲンなどの異物を発見すると、それを排除しようと攻撃する。このときにアレルギー反応（咳やくしゃみ、湿疹など）が起こる。

アレルギー体質の場合、血管中の免疫細胞のバランスが崩れているため、アレルゲンに対して過剰に反応する。

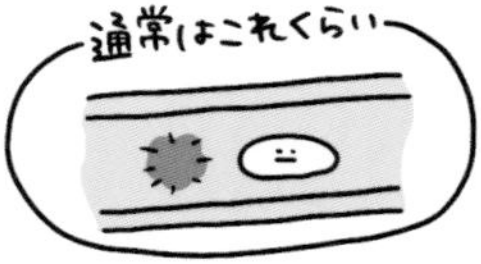

通常はこれくらい

複数のアレルギーを持ち家族にも同様の病歴がある

アトピー患者は、自分、または家族がアトピー性皮膚炎以外にも、気管支喘息、アレルギー性鼻炎、結膜炎などの症状をひとつ、または複数持っていることが多く、こうした要素を「アトピー素因」といいます。これらのアレルギー症状は免疫システムの異常から引き起こされると考えられ、IgE抗体を調べることでも知ることができます。

アトピーになりやすい体質「アトピー素因」とは？

❶ 自分、または家族にアトピーを含むアレルギー歴（気管支喘息、アレルギー性鼻炎、結膜炎など）がある。

❷ 体内にアレルギーに反応するIgE抗体が過剰に産生されやすい体質。

IgE抗体とは？

免疫機能を持つ抗体の一種で、それぞれのアレルゲンに対応して作られたIgE抗体を特異的IgE抗体と呼ぶ。血液中の特異的IgE抗体を調べることで、アレルギーの原因を知ることができる。

免疫システムの異常（＝アレルギー）とは、私たちの体内に細菌・ウイルス・寄生虫などの有害な異物が入ったときに身を守るための仕組み（免疫）が異常をきたし、くしゃみ、発疹などを多発し、呼吸困難や発熱を起こした状態です。

アレルギーを発症している人を調べると、体内で免疫細胞のバランスが崩れていることがわかります。とくにアトピーの人は、「Th2サイトカイン」を放出する免疫細胞が体内で増えると、フィラグリン（↓P15）に作用して乾燥肌が進み、肌のバリアが低下します※2。またかゆみを引き起こす原因となっていることもわかってきました。

アレルギーが起こる仕組みについて、次ページで詳しくみていきましょう。

アレルゲン

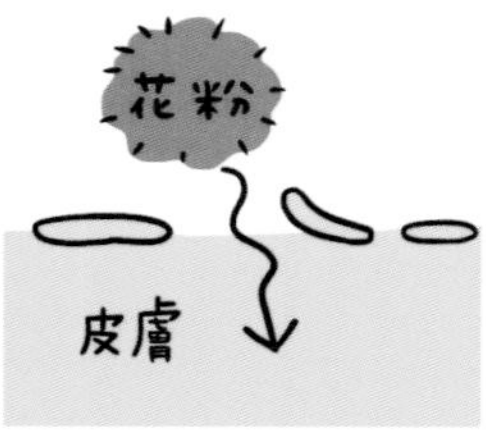

壊れた皮膚のバリアをすり抜けて体内に侵入。

Th2サイトカイン

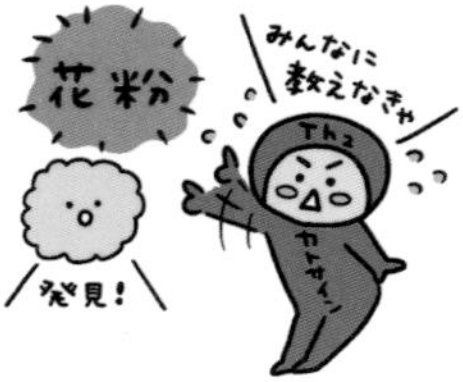
花粉
みんなに
教えなきゃ
Th2
発見!

他の細胞がアレルゲンに反応した結果IgE抗体を作るように働きかける。

IgE抗体

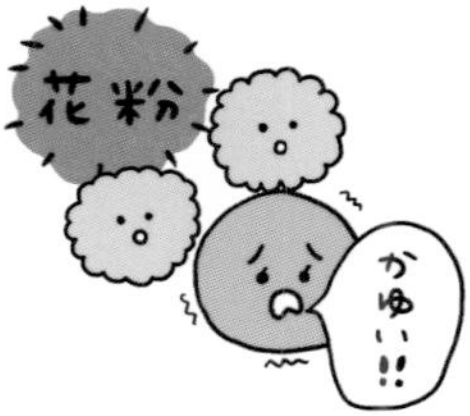
花粉
かゆい!!

IgE抗体がアレルゲンにくっつきアレルギー反応を出す。

Th2サイトカインとは?

免疫作用の司令塔であるヘルパーT細胞は、細菌やウイルスに反応するTh1細胞と、ダニやカビなどのアレルゲンに反応するTh2細胞に分かれる。Th2細胞から分泌される防衛のためのたんぱく質の総称をTh2サイトカインという。

アレルギーはなぜ起こる？ 仕組みを知ろう

アレルギーが起こる仕組みを、もう少し詳しくみていきましょう。私たちの体に細菌・ウイルス・寄生虫などの異物が入ったときに攻撃して排除する働きが「免疫」ですが、このとき、反応しすぎて自分を傷つけてしまうことを「アレルギー反応」と呼びます。これを引き起こしている異物が「アレルゲン」です。アレルゲンにはほかにも花粉、ダニ、カビ、ホコリ、動物の毛などが挙げられます。

アレルゲンは口や鼻、皮膚のバリア機能が低下している部分から体内に入ってきます。体内に入ると、免疫細胞がこれを見つけ、排除しようとする免疫機能が働き、ＩｇＥ抗体

感作の対象が増える危険

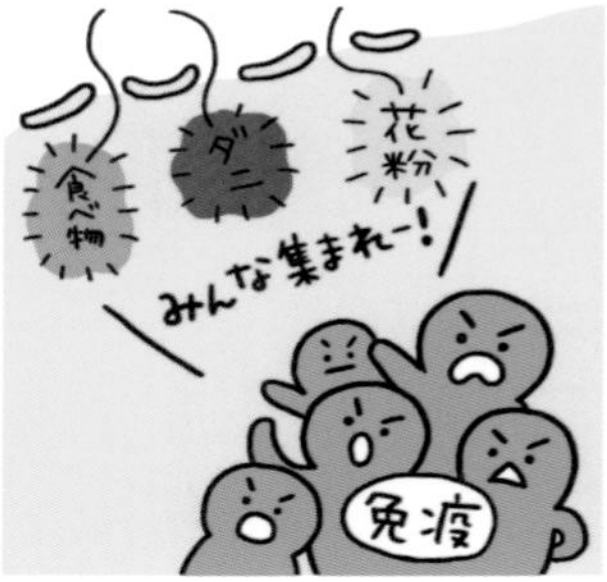

経皮感作とは?

皮膚に付着したダニや花粉などのアレルゲンが原因で起こる免疫反応。通常の皮膚の場合はアレルゲンが触れても大きな心配はないが、アトピーなどの湿疹がある肌にアレルゲンが触れ続けると、免疫細胞がそのアレルゲンを覚え、過剰な免疫反応＝アレルギー反応を起こるようになる。重症のアトピー患者は反応するアレルゲンが多いことも。

が作られます。この状態を「感作《かんさ》」といいますが、まだアレルギー反応は起こりません。アンテナをビンビンに張っている状態で待機しているところに再度アレルゲンが体内に入ると、ヒスタミン、ロイコトリエンなどの化学伝達物質が放出され、アレルギー反応を起こすのです。

皮膚から起こる感作を経皮感作といい、口から起こる感作を経口感作といいます。最近では、経口感作は少ないと考えられています。

さらにTh2サイトカインは皮膚のバリア機能を低下させ、かゆみを引き起こす原因を作っていることもわかってきました。それだけでなく、喘息や鼻炎などのアレルギー全般をつかさどる司令塔だったことも明らかになってきました。

タイプ

かゆみ

かけばかくほど かゆみに敏感な体質に

爪で引っかくことで バリア機能を破壊する!

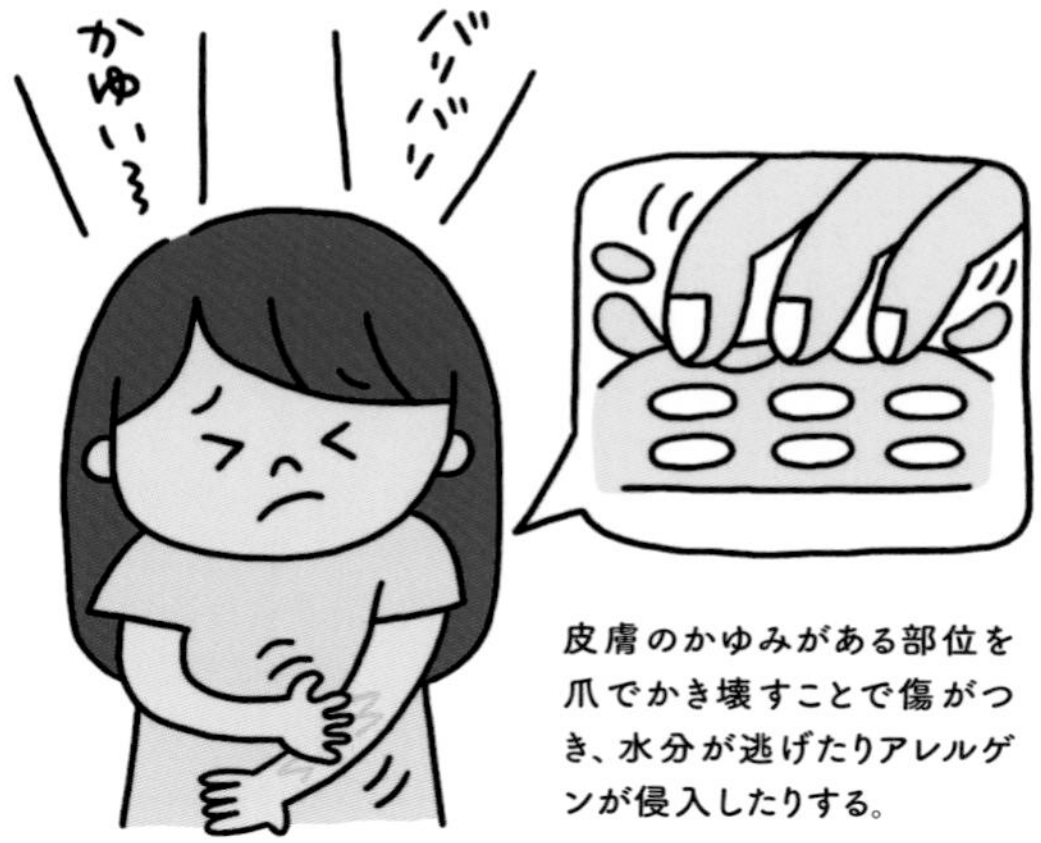

皮膚のかゆみがある部位を爪でかき壊すことで傷がつき、水分が逃げたりアレルゲンが侵入したりする。

かゆみは体を守る 皮膚特有の機能

アトピーはとにかくかゆい。そもそもこの「かゆみ」とは何なのでしょうか。

かゆみは痛みと同様に、体を守る防衛反応のひとつで、不快感を与えて警告し、異物を取り除く体の働きです。かゆみを伝える神経は皮膚の表皮真皮に存在し、内臓などにはありません。体内に異物の混入をキャッチすると、皮膚に存在する肥満細胞が「ヒスタミン」

かゆみ過敏が起こるメカニズム

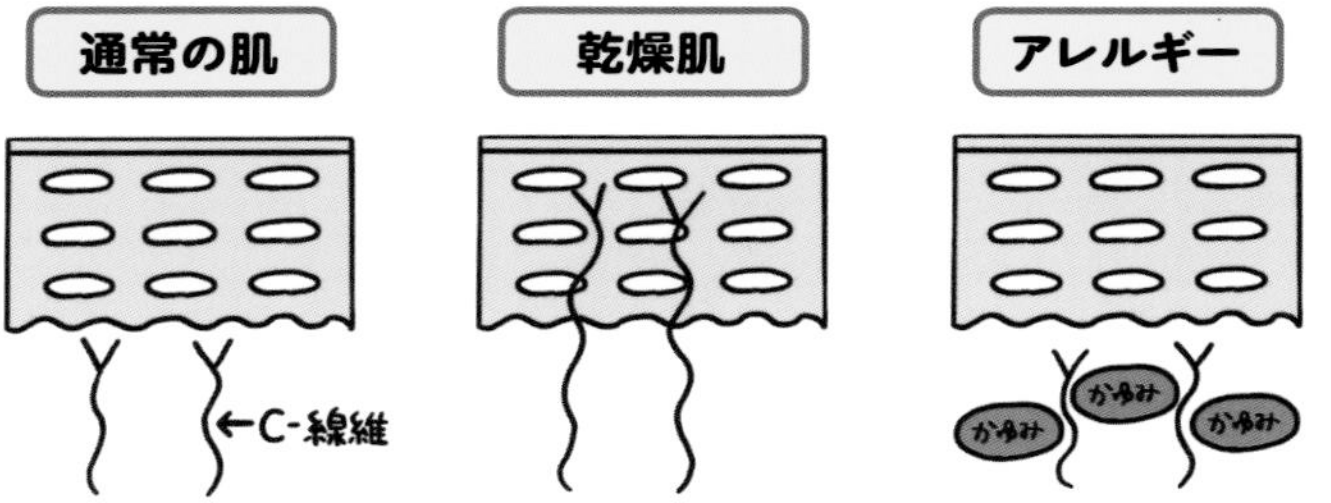

かゆみを伝える神経のC-線維が皮膚の表皮と真皮の境界部近くまで伸びている。

C-線維が体の表面近くまで伸び、ささいな刺激にも敏感に反応し、かゆみを感じる。

アレルゲンが皮膚内に侵入すると、かゆみを伝える化学物質が過剰に生産される。

を放出して神経に働き、かゆみを感じます。すると皮膚を爪で引っかいて、かゆみをおさめます。その後に現われる痛みでかゆみの神経回路を制御することで、かゆみの神経回路の活動を鎮めるのです。

　このように、かゆみを鎮めるためには、引っかくこと（＝痛み）がセットになっています。しかし、かゆみを感じて引っかく↓皮膚が傷つく↓少しの刺激にも敏感になってさらにかゆくなる↓さらに引っかく、というかゆみの悪循環が起こると、かゆみから抜け出せなくなってしまうのです。

　前述のように乾燥肌、アレルギー体質によってかゆみが増長されることもあり、この3つが複雑に絡み合って、アトピーを作り出しています。

悪化すると危険！アレルギーマーチ

小児アトピーがきっかけで
ほかのアレルギーが併発する！

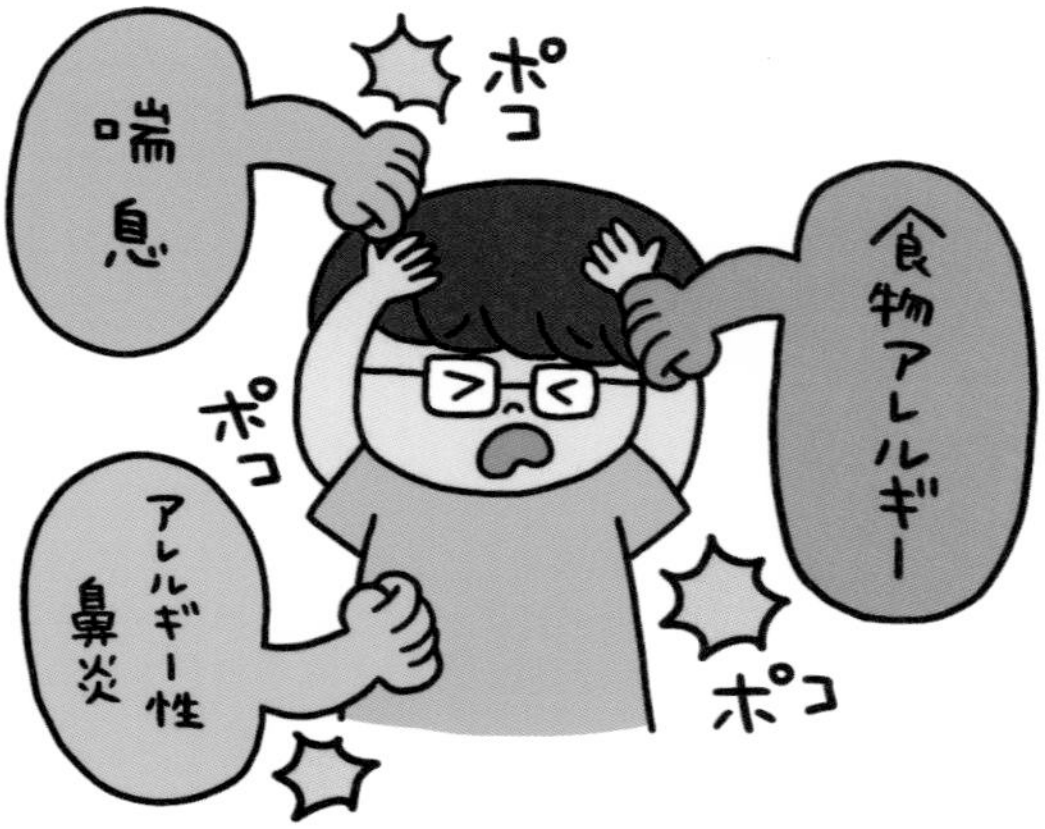
喘息
ポコ
食物アレルギー
ポコ
アレルギー性鼻炎
ポコ

過敏な体質ゆえに次々と起こるアレルギー

アトピーを放置していると、肌の湿疹だけでなく、花粉症、喘息、食物アレルギーなど、そのほかのアレルギー症状を引き起こすきっかけになることがあります。

ここまでで解説したように、アトピー患者の乾燥した肌はバリア機能が低下し、経皮感作（→P19）が起こりやすくなっています。体内でIgE抗体が大量に作られ、免疫作用が反応するアレルゲンがどんどん増えていくこ

アレルギーマーチの流れ

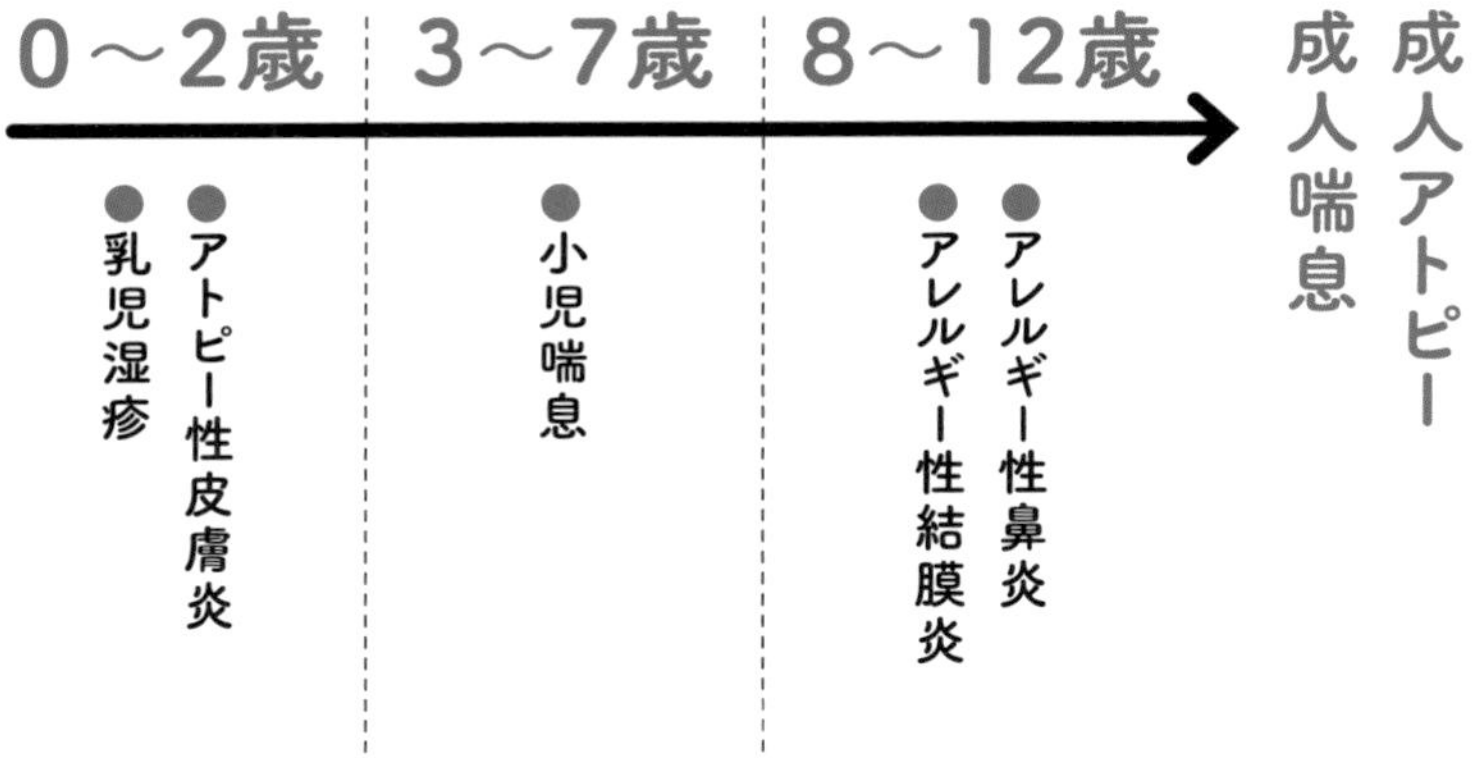
0～2歳
3～7歳
8～12歳
成人
●アトピー性皮膚炎
●乳児湿疹
●小児喘息
●アレルギー性鼻炎
●アレルギー性結膜炎
成人アトピー
成人喘息

とで、アトピー以外のアレルギーまで発症してしまうのです。

子どものアトピー患者は、とくに要注意です。例えば乳児期のアトピー性皮膚炎がひどく、期間が長いほど、食物アレルギーを発症しやすくなることが報告されています※3、※4。

その後、気管支喘息、アレルギー性鼻炎、アレルギー性結膜炎へと標的とする臓器を変えながらアレルギー症状を起こしていくのです。

このように次々とアレルギー症状を起こすことを、「アレルギーマーチ」といいます。

ほとんどの場合は小学校を卒業する頃にはそれらのアレルギーも一段落しますが、中には成人型アトピーや成人型気管支喘息に移行していく場合もあります。

アトピー以外の病気の可能性

アトピーの症状に似た違う危険な病気がある!

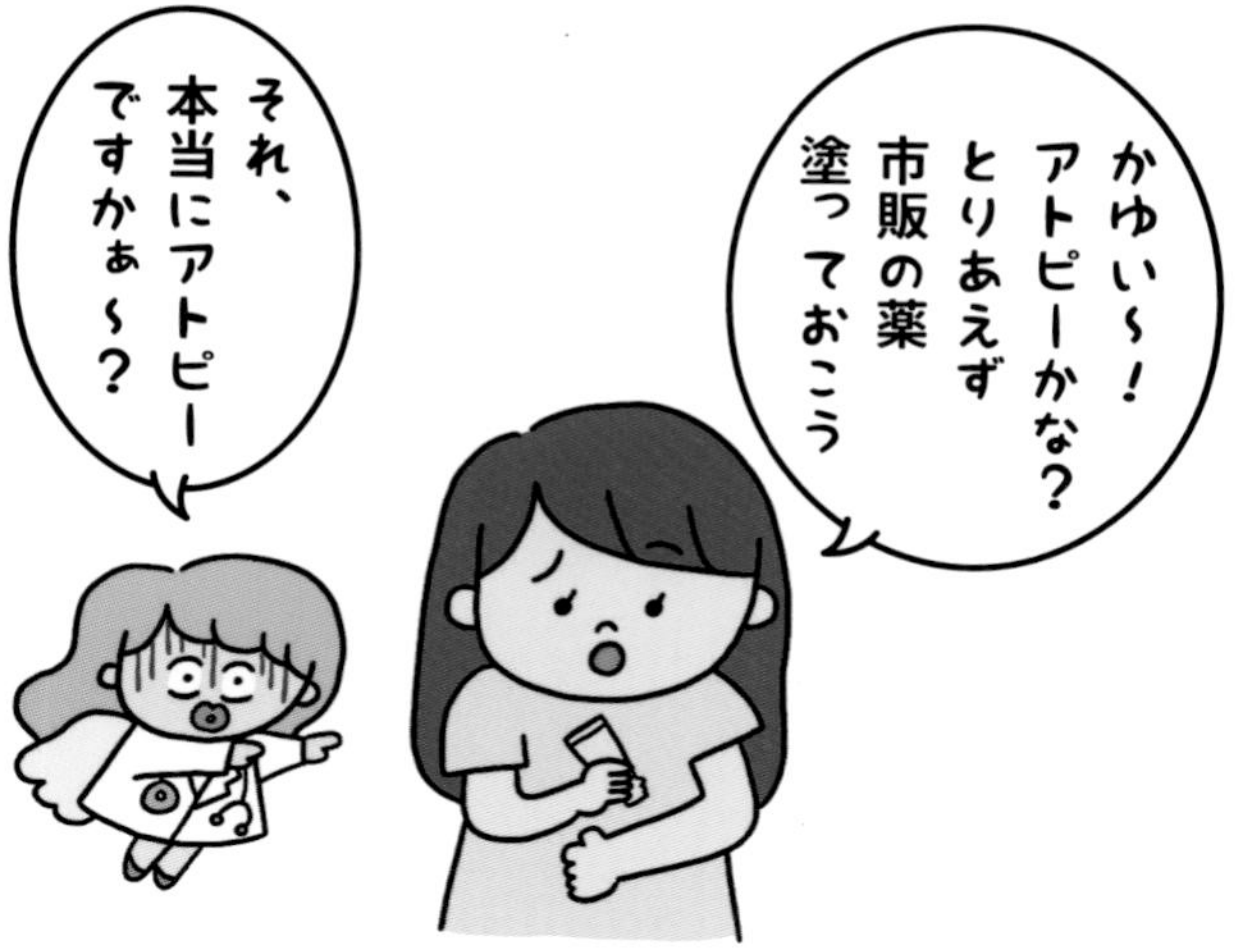
かゆい〜! アトピーかな? とりあえず市販の薬塗っておこう
それ、本当にアトピーですかぁ〜?

アトピーに類似した病気をしっかり見極めよう

アトピーのような湿疹があるのに、アトピーの症状やメカニズムとは違うような……という人は、別の病気の可能性があります。

例えば、接触皮膚炎、脂漏《しろう》性皮膚炎、単純性痒疹《ようしん》、疥癬《かいせん》、とびひ、あせもなども皮膚が赤くなって発疹やかゆみを伴うブツブツができます。

そのほかには、「菌状息肉《そくにく》症」や「セザリー症候群」など命に関わる危険な病気の可能性

アトピーと類似した症状の病気

接触皮膚炎（かぶれ）

皮膚に触れた物質から受ける刺激やアレルギー反応によって引き起こされる炎症。

疥癬《かいせん》

ヒトに寄生するヒゼンダニが起こす感染症で、強いかゆみがある。

脂漏性皮膚炎

皮脂の分泌が多い顔や頭、脇、陰部などがカサついたり、赤い発疹が出たりする症状。

とびひ

皮膚に細菌が感染することで起こる皮膚の炎症。水ぶくれやかさぶたができる。

単純性痒疹

虫刺されを爪でかくことによって、強いかゆみを伴うブツブツした盛り上がりが出る症状。

あせも

大量の発汗により汗腺が詰まることで、かゆみのある赤く小さな発疹ができる。

もあります。

「菌状息肉症」は皮膚がんの一種で、年単位で比較的ゆっくりと進行していきます。高齢者に多く見られますが、若い世代で発症することもあります。初期症状で皮膚に赤い湿疹ができ、何年か経過すると皮膚に潰瘍《かいよう》（傷のようなもの）やできものができます。

「セザリー症候群」は、皮膚の悪性リンパ腫の一種で、高齢の男性に多く見られる病気です。全身が赤くなりかゆみが出て、かき壊すことで皮膚がはがれ落ちることもあります。菌状息肉症と同様に、初期症状がアトピーと似ていますが、進行すれば命に関わる病気です。症状に違和感があったら、すぐに専門医の診断を受けましょう。

注意すべきアトピーの合併症とは

**アトピーがきっかけで
ほかの病気になることも!**

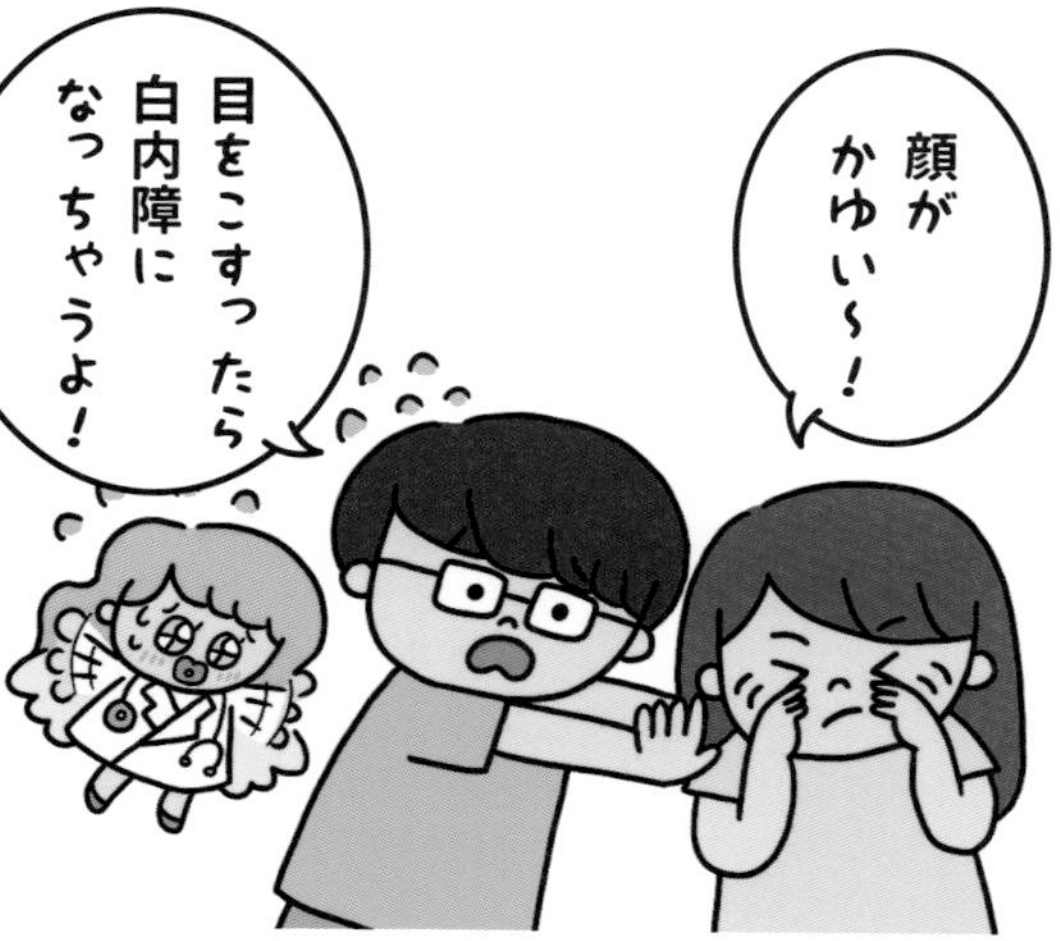
顔がかゆい〜!
目をこすったら白内障になっちゃうよ!

たかがアトピーと思わず適切な治療をしよう

少し怖いアトピーとの合併症の話をします。まず目の病気に「白内障」と「網膜剥離」があります。アトピーのかゆみから目をこすったり、叩いたりするため重症化しやすくなります。また、「伝染性膿痂疹《のうかしん》(とびひ)」や「カポジ水痘様発疹症(ヘルペス)」「伝染性軟属腫(水いぼ)」などは多くの人がかかる皮膚の感染症ですが、アトピーの人は重症化しやすく、入院に発展するケースもあります。

主な合併症の一覧

白内障	顔に発症した皮膚炎によるかゆみから、長期間連続して目の周囲をかく、叩くなどして刺激を加えることで、水晶体が白濁して視力が低下する。
網膜剥離	炎症のかゆみから目の周囲を刺激することで、網膜がはがれ、視力に影響する。初期は自覚症状がほとんどないことが特徴。白内障と併発することが多い。
伝染性膿痂疹（とびひ）	爪でかいてできた皮膚の傷口から黄色ブドウ球菌や溶血性連鎖球菌などの細菌が侵入することで、炎症が起こり皮膚の状態が悪化する。
カポジ水痘様発疹症（ヘルペス）	単純ヘルペスウイルスによる感染症で、痛みを伴う水ぶくれができるのが特徴。アトピー性皮膚炎の場合は全身からウイルスが侵入し、重症化することが多い。
伝染性軟属腫（水いぼ）	皮膚の傷口からポックスウイルスが侵入することによって起こる感染症。全身に水いぼができるのが特徴。6～9か月程度で自然治癒する。

大人になってから急にアトピーになることも

成人アトピーはストレスとアレルゲンの増加が原因のことも

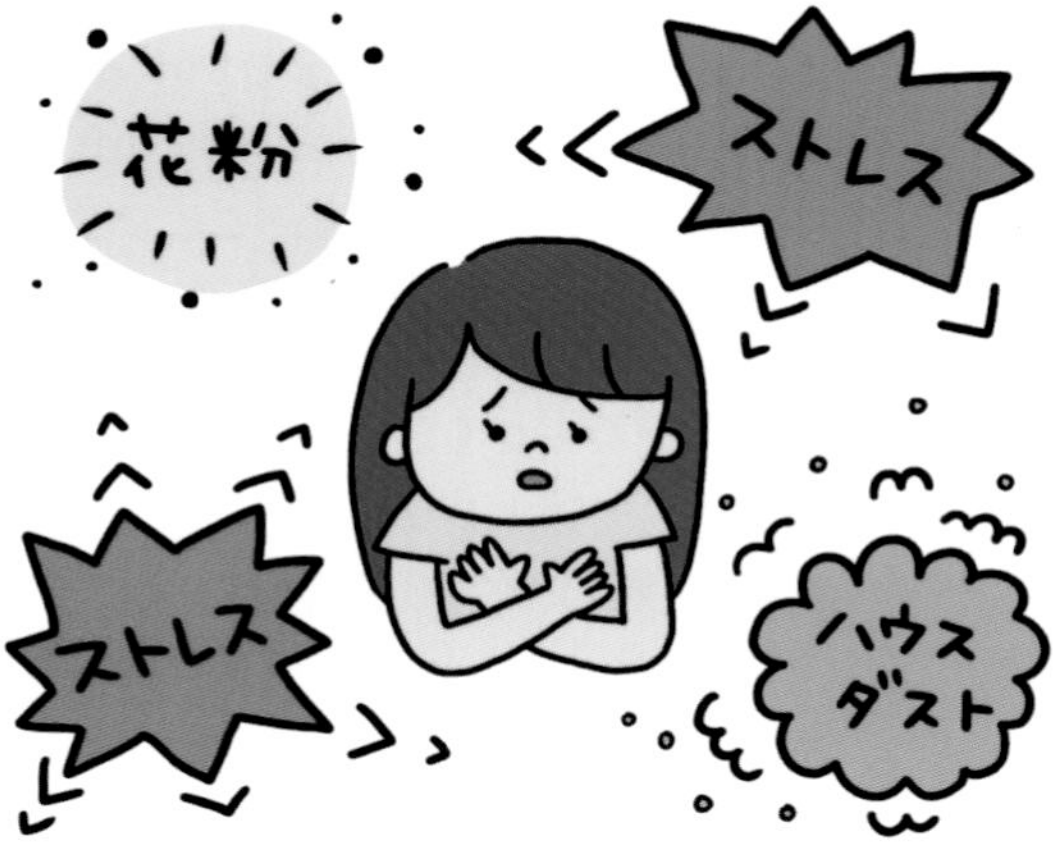

増加傾向の大人アトピー ストレスが引き金の場合も

ひと昔前まではアトピーは子どもの病気と思われていました。少数ながら、子どもの頃にアトピー性皮膚炎を発症してから成人してもずっと続いている状態の人もいますが、近年ではそれとは別に、子どもの頃に発症して一度おさまっていた症状が大人になって再発したり、子どもの頃はアトピーではなかったのに、突然発症したりするといったことが増加しています。

成人型アトピーの特徴

○ 成人してから突然発症

→もともとアトピー素因を持っていたが発症していなかった状態の人が、ストレスや環境変化によって発症する。

○ 幼少期に改善したが、成人後に再発

→小児アトピーが自然治癒したが、ストレスや環境変化が引き金となり、再び症状が悪化する。

成人型アトピー発症の要因例

- 乾燥肌
- 喫煙、飲酒
- ストレス
- アレルゲン
- 睡眠不足
- アトピー素因の体質

成人型アトピー性皮膚炎が増加している原因として、環境や食生活の変化、精神的、身体的ストレス、喫煙などが挙げられますが、詳しいことはわかっていません。

成人型アトピー性皮膚炎も、子どもと同様のメカニズムで発症しますが、大人の場合は受験や仕事、人間関係などの精神的ストレスが引き金になることも報告されています。そのため、通常の治療法のほか、ストレスのケアやライフスタイルの見直しが重要です。

精神的ストレスの軽減としては睡眠や休息をしっかりと取ること、気分転換やリラクゼーションを取り入れることも有効です。また栄養バランスのよい食事を摂り、紫外線や冷暖房による乾燥などの肌ストレスから肌を守ることも忘れずに。

ちゃんと知りたい
アトピー
Q&A ❶

Q 「アトピーかも」と思ったらどこの病院に行けばいいですか？

A アレルギー専門医のいる病院に行きましょう。

「アトピーかも」と思ったら、大人は皮膚科かアレルギー科、子どもは小児科に行くことをおすすめします。そして可能であれば「アレルギー専門医」がいる病院を受診しましょう。「専門医」とは学会の試験に合格し、認定された医師のことです。
医学の分野は範囲がとても広く、日々情報が更新されています。小児科や皮膚科の専門医であっても、アレルギーについて専門的に取り組んでいるとは限りません。
重症の場合にはとくに、「皮膚科のアレルギー専門医」、「小児科のアレルギー専門医」を受診しましょう。

アレルギー専門医は、学会のサイトから確認・検索をすることができます。

日本アレルギー学会
専門医・指導医一覧（https://www.jsaweb.jp/modules/ninteilist_general/）

※情報は2021年9月時点のものです。

1章

アトピー治療は かゆみとの戦い

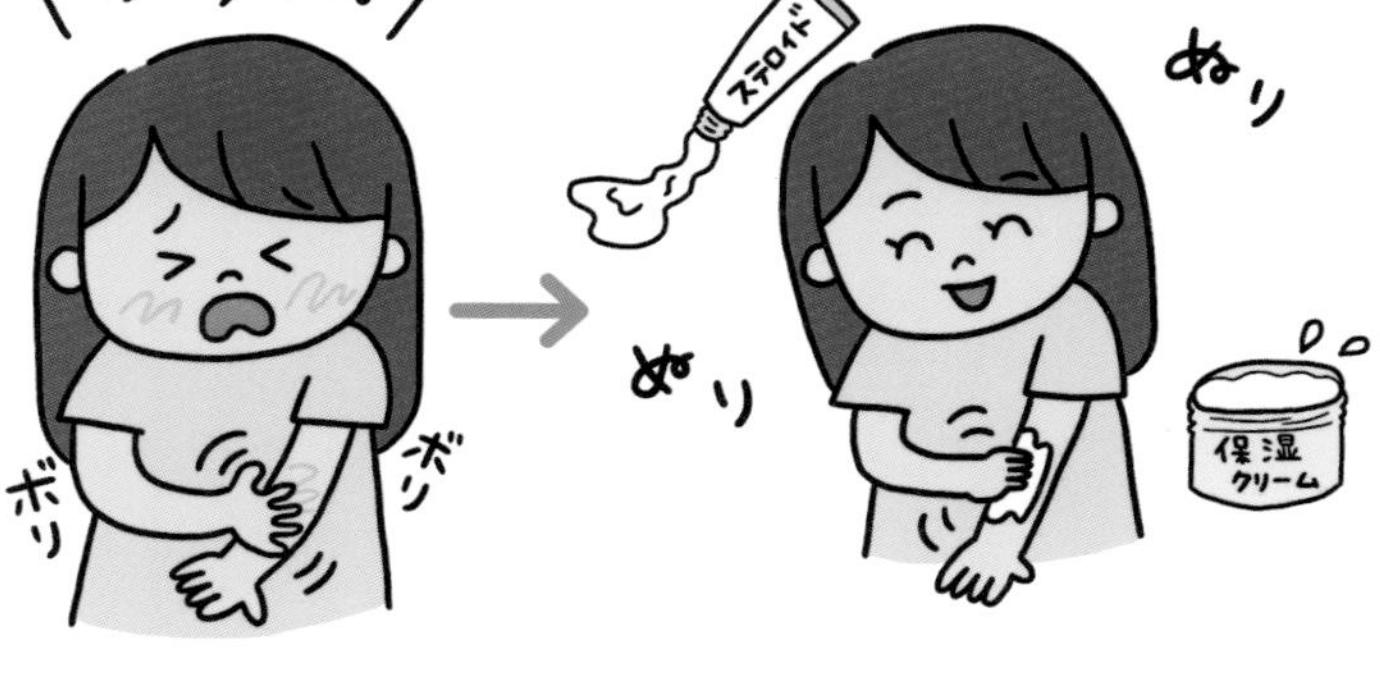

アトピーの改善のためにはかかないことが大切。
治療の軸である「薬物治療」「保湿」「環境改善」で
炎症とかゆみを抑えよう。

アトピー治療の鍵は「保湿」と「薬物治療」

保湿剤とステロイドでかゆみを抑えて肌を守る!

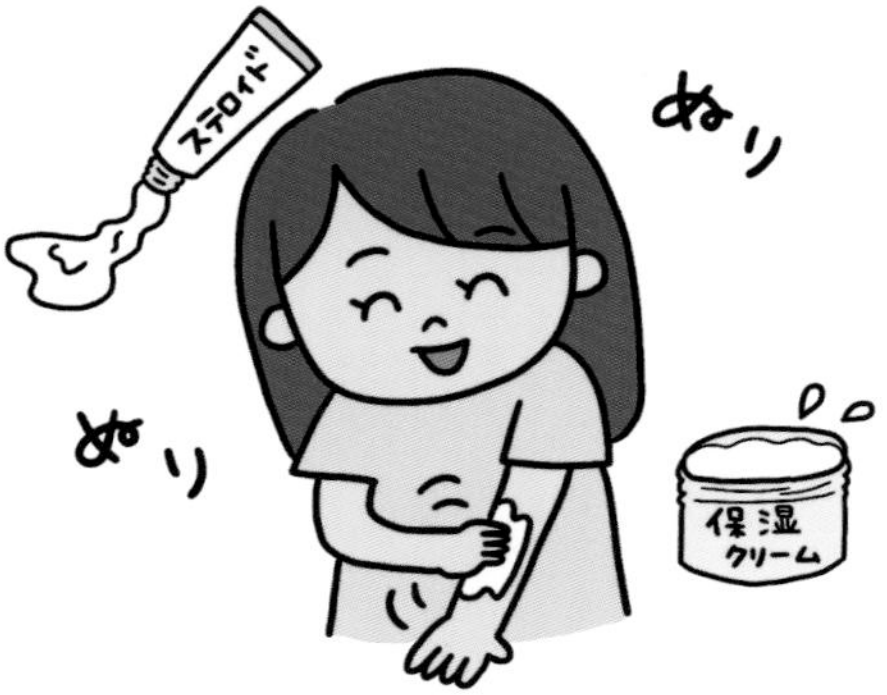

アトピーの標準治療は、適切な強さのステロイド外用薬などを使った薬物治療で皮膚の炎症を抑え、保湿剤を使ったスキンケアで状態を保ち、悪化原因の排除をすること。

必要な治療は3つ理想は保湿剤だけになること

ここからは治療の話です。アトピーの治療は大きく分けて3つあります。①皮膚のバリア機能を高める保湿。②患部をかかないようにかゆみを抑える、ステロイドを中心とした薬物治療。③感作（→P18）を起こさないようにアレルゲンをできるだけを取り除く悪化原因の排除。

症状が良好になれば、保湿剤を塗るだけでよくなります。

アトピー治療の流れ

診断

↓

重症度の評価

↓

保湿・スキンケア

皮膚のバリア機能を回復させ、外部からの刺激やアレルゲンの侵入を防ぐ。

薬物療法

皮膚の炎症やかゆみを抑えることで、患部を爪でかき壊すことを防ぐ。

悪化原因の排除

皮膚の症状を悪化させ、かゆみの原因にもなるアレルゲンを生活環境から排除する。

アトピー性皮膚炎の治療目標

ときどき「アトピーは治らない」という医師がいるが、この言葉は正確ではない。アトピーは先天的な体質であるため、その体質を変えることは難しい。そのため、アトピー治療では以下の2つを最終的な目標としている。

❶症状がなく、あるいはあっても軽微であり、日常生活に支障がない。保湿によって皮膚のバリアが保たれ、薬物治療もあまり必要としない。

❷軽微ないし軽度の炎症は持続するも、急性に悪化することはない。悪化したとしても遷延することはない。

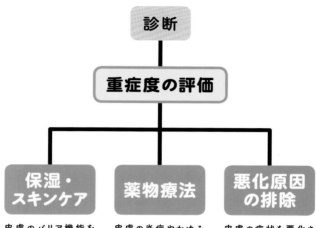

保湿剤を塗って乾燥を防ぐ

保湿剤で乾燥を防ぎバリア機能を強化する！

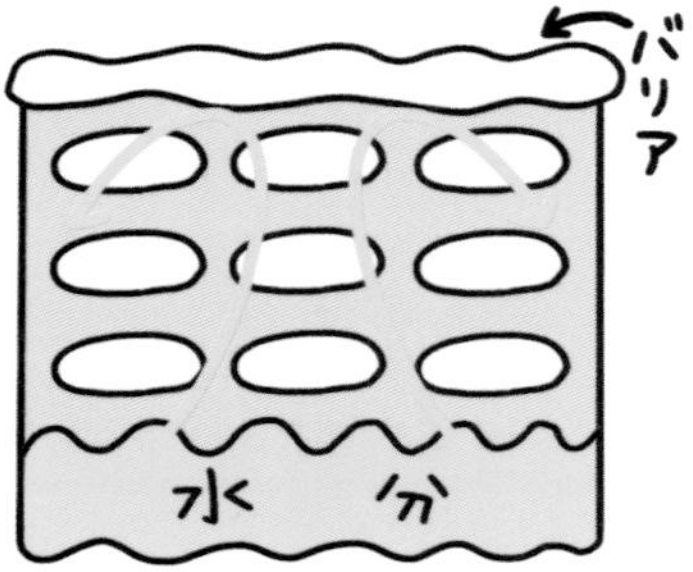

保湿剤には塗ることで皮膚に膜を作り、水分が蒸発して逃げないようにし、潤いを保つ効果がある。

皮膚の上にたっぷり塗ってバリアの膜を作る

まずはアトピー治療のきほんの「き」、保湿についてお話しします。私たちが一番簡単に、手っ取り早くできるのは保湿です。保湿とは、引っかき傷ができてバリア機能を失った肌に、薄い膜を作って物理的に外からのアレルゲンの侵入をシャットアウトすることです。乾燥してむずがゆく感じていた過敏肌も潤って、しばしかゆみを忘れることができます。

保湿剤を塗ることはアトピーの治療にもな

保湿剤はたっぷり塗ろう

× 少ない量を塗り込む

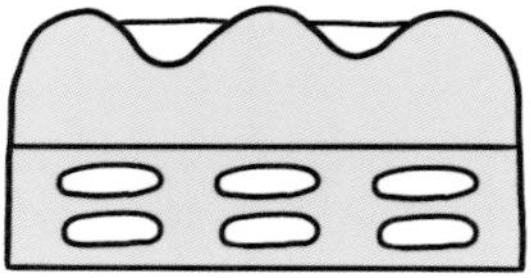

強い力ですり込むように塗ると、皮膚を刺激したり、溝にだけ保湿剤が溜まってしまったりする。

○ 十分な量を薄く広げる

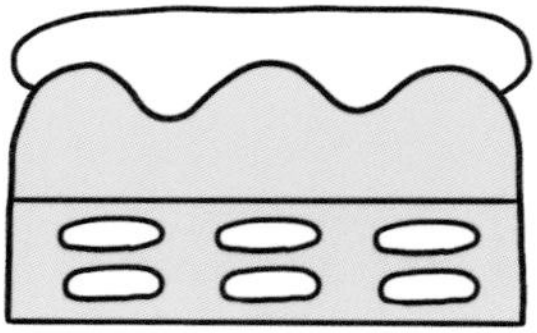

保湿剤は多めに取り、皮膚の上に伸ばして広げるように塗る。ベタつくくらいでOK。

りますが、予防にもつながります。アトピー患者はかゆみが出ていないときでも、肌が乾燥しやすく、アレルギーに過敏な体質です。普段から保湿剤をつけておくことで、敵の侵入を回避し、感作を防げるわけです。

とはいえ、保湿剤は実際の皮膚とは違い、時間がたつとはがれてしまいます。本来なら食事の回数と同じくらいは塗ってほしいところですが、それは大変なので、せめて朝晩2回は塗りましょう。そしてたっぷり塗ることがポイントです。乳児は小さじ1、幼稚園児は小さじ2、10歳前後は小さじ3、中学生は小さじ4、成人は小さじ6程度が目安。思っていた量よりも多いですよね。皮膚の上にバリアの膜を作るためには「たっぷり」必要なのです。

タイプ

保湿 ①

保湿剤はしっかりスキンケアしてから塗ろう

汚れを洗い流し潤いを閉じこめる

肌が清潔で潤いがあるお風呂上がりがベスト!

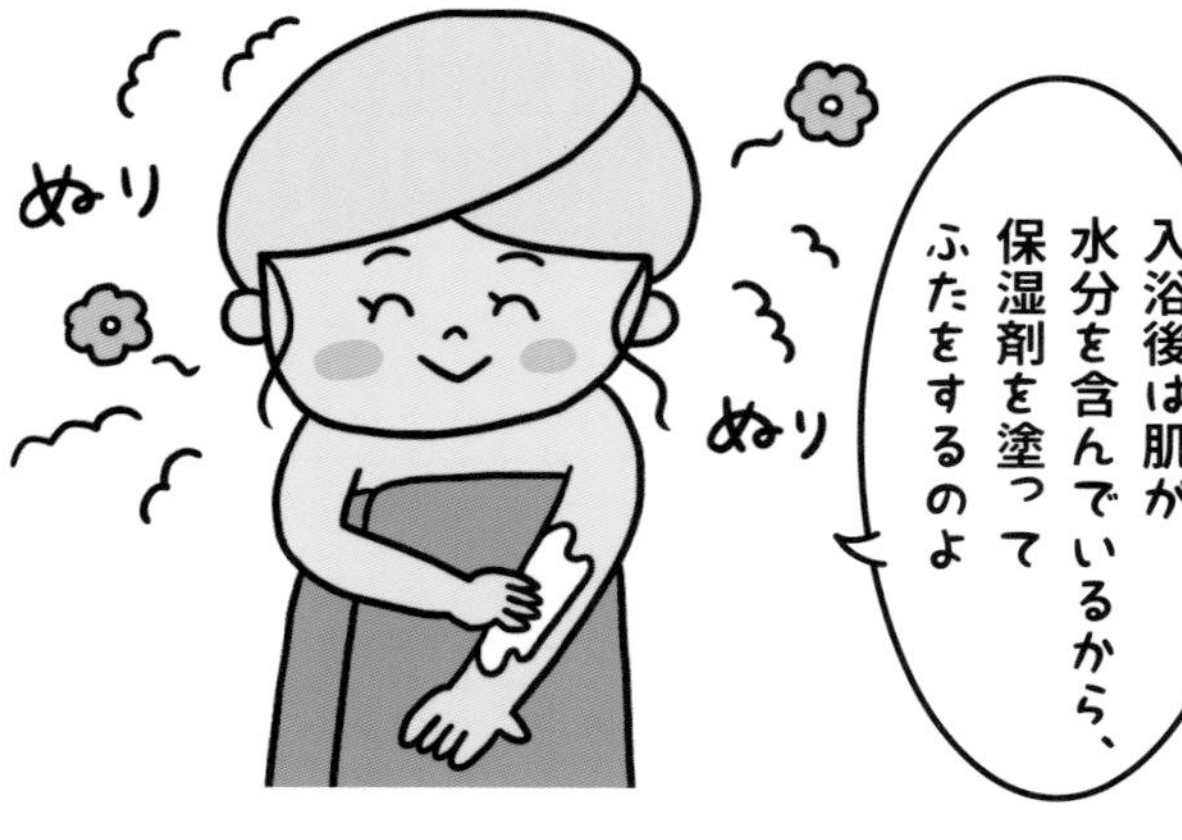

ぬり
ぬり
入浴後は肌が水分を含んでいるから、保湿剤を塗ってふたをするのよ

保湿剤を塗るのはお風呂上がりがおすすめ。肌が一番清潔な状態で、しっとりと水分を含んでいるからです。アトピーに石けんを使うべきかには諸説ありますが、スキンケアで大切なのは肌を清潔にすること。人の肌はさまざまな細菌やウイルスに触れていますが、これは石けんでほとんど洗い落とすことができます。お湯だけでは残念ながら不十分なのです。

入浴時のスキンケアの仕方

Point1. 石けんはしっかり泡立てる

石けんの泡で汚れを包み込み、皮膚から浮かせて水に流すことで肌を清潔にします。泡立てネットなどを使って十分に泡立てましょう。

Point2. 素手でやさしく揉む

泡立てネットなどで立てた泡を手に取り、皮膚を揉むように洗いましょう。
タオルなどでゴシゴシとこするのはNGです。

Point3. すすぎはしっかりする

すすぎが不十分だと石けんが皮膚に残留して、肌荒れや乾燥の原因になります。
流水で泡と汚れをしっかりとすすぎ落としましょう。

Point4. 長風呂に気をつける

入浴は皮膚を清潔に保つ上で必要不可欠ですが、長風呂は保湿に必要な皮脂や天然保湿因子を流出させてしまい、乾燥の原因になります。

肌が乾燥する前に保湿する

入浴後15分以内がベスト

入浴後は肌の水分量が増え、しっとりとします。しかし、15 ～ 30分以上経つと肌が乾燥してしまうため、肌が潤っている間に保湿をして水分を閉じ込めることが望ましいでしょう。

タイプ

保湿 ②

素手はダメ！スプーンやヘラで取ろう

雑菌を入れないよう清潔第一を心がけよう

素手で保湿剤を触ると雑菌が繁殖するのでNG！

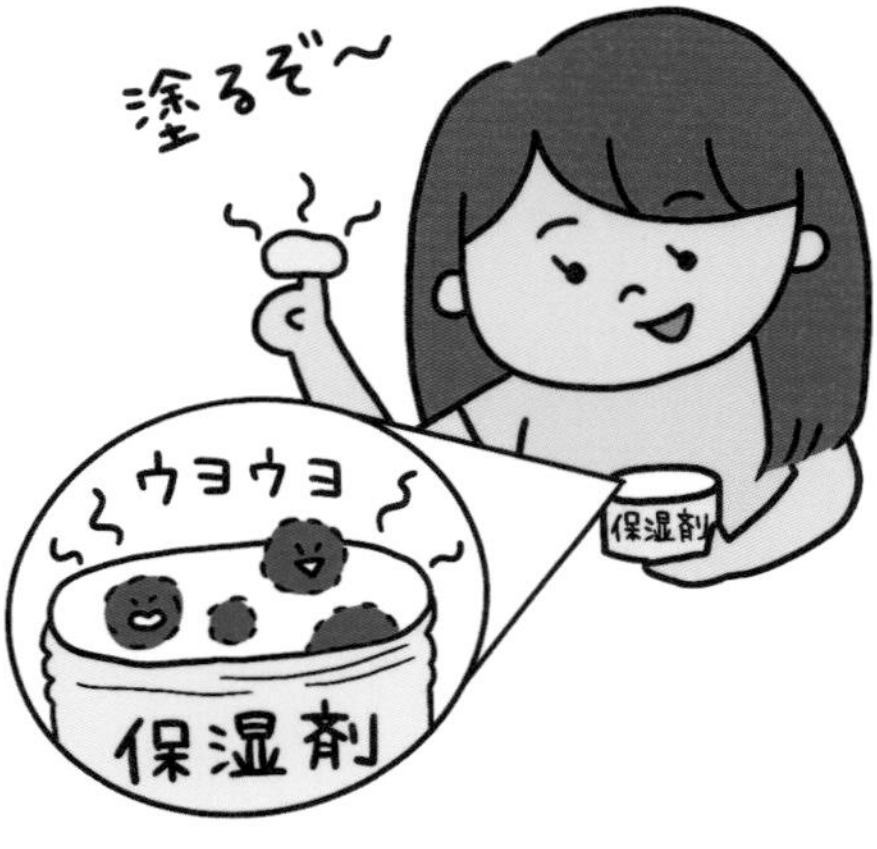

保湿剤の軟膏を容器から取り出すとき、どうしていますか。容器に指を入れて取り出す人がほとんどだと思いますが、実は手には細菌がいっぱい。容器の中で細菌が繁殖しやすいことがわかっています。

「黄色《おうしょく》ブドウ球菌」は健康な人の肌にもいる常在菌ですが、これが増殖すると、とびひなどの皮膚感染症を起こしてしまいます。アトピー患者の場合、肌のバリア機能が落ちてい

保湿剤を取るための清潔なスプーンやヘラを用意しよう

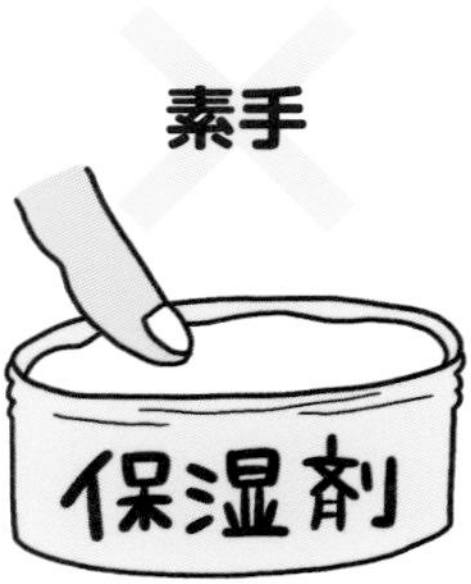

素手で保湿剤を取ると、手に付着している汚れや雑菌が保湿剤の中に混ざり、繁殖してしまう。

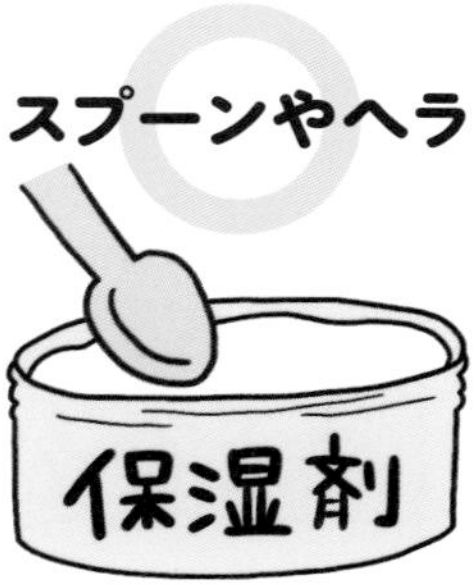

清潔なスプーン、またはヘラで必要な量の保湿剤をすくい取り、それを手にとってから皮膚に塗ろう。

るため、黄色ブドウ球菌が定着するリスクが通常の20倍にもなるいわれています※5。こんな細菌を増やさないためにも、軟膏を取り出すときは、必ずスプーンかヘラ（スパチュラ）を用いましょう。

また保湿剤の種類についても少し触れておきます。保湿剤の基本は「ワセリン」。皮膚をコーティングするのに適しています。ワセリンでかゆみが起きてしまう人は不純物質を取り除いた「プロペト」や「サンホワイト」を用います。保湿剤の中で最も有名な「ヒルドイド」は、もともと血行をよくするヘパリン類似物質の薬です。

ヒルドイドは病院でしか処方されませんが、ヘパリン類似物質配合の保湿剤は薬局でも購入することができます。

ステロイドで炎症を抑えよう

ステロイドの効果で炎症を鎮め、かゆみをなくす！

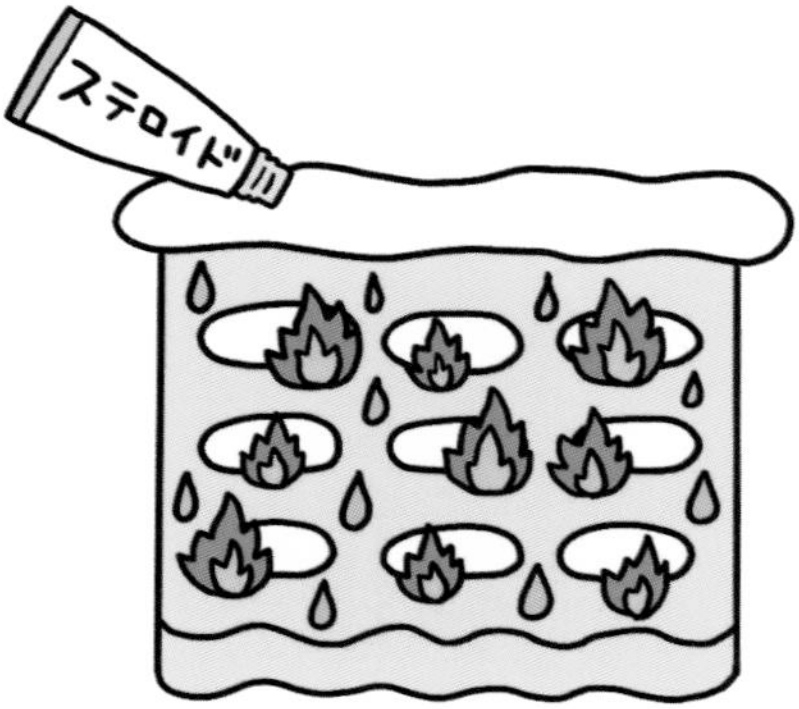

アトピーの皮膚の炎症は火事に例えられることがある。炎症部位にステロイド外用薬という消火器を使う（塗布）することで、炎症を鎮火させる。

燃えさかったかゆみを鎮める消火器の役割を持つ薬

薬物治療とは「ステロイド外用薬」や「タクロリムス水和物軟膏」などの外用薬を使用して皮膚の炎症を抑え、改善をはかることが、アトピー治療のメインとなります。

ステロイド外用薬は現在のアトピー治療における定番の薬で、一般的に最初に処方される薬でもあります。ステロイドとは「副腎皮質ホルモン」という、私たちの体の中にある副腎という臓器で産生される抗炎症作用があ

ステロイド外用薬の働き

抗炎症作用

皮膚の炎症を起こす物質の産生を抑制し、かゆみを抑える。

細胞増殖抑制作用

炎症反応を引き起こす細胞の活性化、増殖を抑える。

血管収縮作用

炎症がある部位の血管を収縮させ、患部の赤みを鎮める。

免疫抑制作用

アレルゲンに対する抗体の産生を抑制し、アレルギー反応を起こさないようにする。

↓

アトピーの治療に効果的

るホルモン。これを薬として応用したものが、ステロイド外用薬なのです。

アトピーは皮膚に炎症が起こる病気ですが、この炎症の原因は、免疫機能の暴走です。体内でアレルギー反応が起きて情報伝達物質（Th2サイトカインなど）が大量に作られ、それによってかゆみが起きたり、皮膚の毛細血管が広がって赤い湿疹ができたりします。

ステロイドには情報伝達物質の働きを弱め、広がった血管を細くし、周りに漏れていく液を減らす効果があります。つまり、免疫の暴走を食い止め、炎症の原因を内側から鎮めていくのです。

ちなみにスポーツのドーピングなどで話題になる筋肉増強剤としてのステロイドは、アトピーの治療で使われるものとは別ものです。

タイプ

ステロイド①

最初は強く徐々に弱い薬で治療する

強力な効果の薬で短期決戦が鍵！

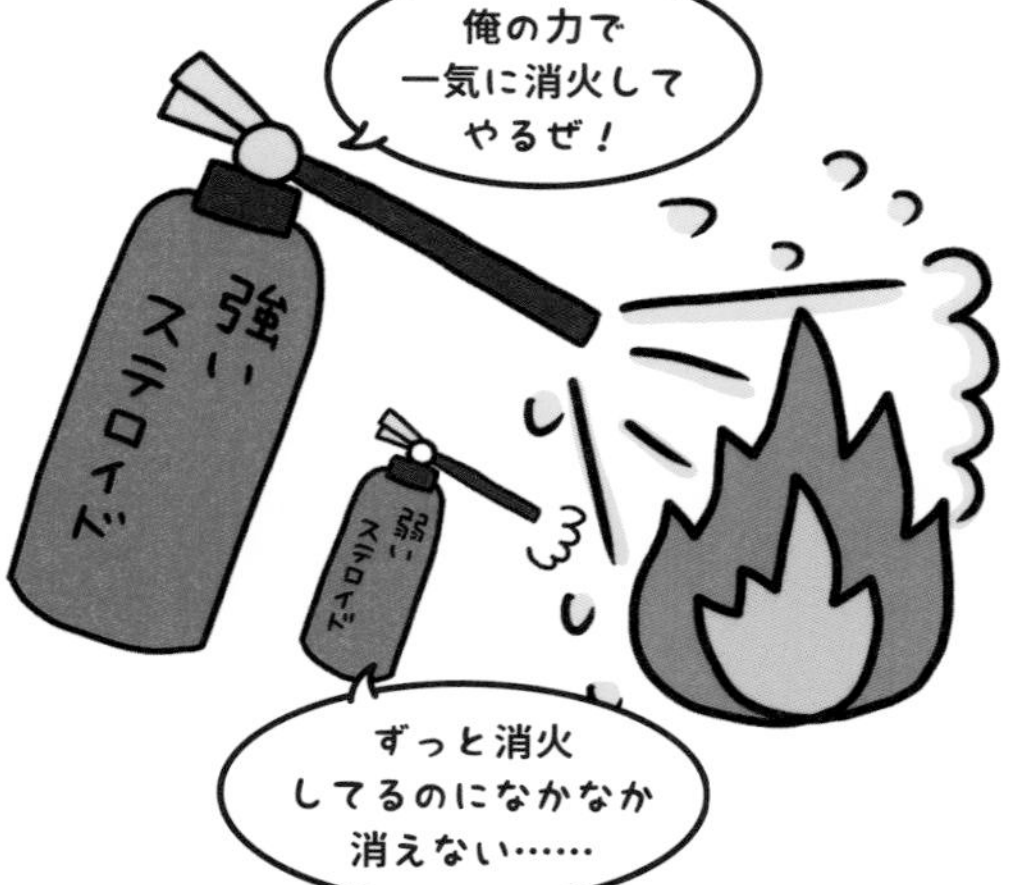
俺の力で一気に消火してやるぜ！
強いステロイド
弱いステロイド
ずっと消火してるのになかなか消えない……

皮膚の厚さ、炎症の状態からランクの強さを選ぶ

ステロイド外用薬には強さに応じ、5つのランクがあります。これを炎症のひどさや体の塗る部位によって使い分けていきます。

通常、ステロイド外用薬は最初に高いランクの薬で炎症を一気に鎮め、それから低いランクにシフトしていきます。症状に対して薬の効果が弱いと、炎症を十分に鎮めることができず、いたずらに長期間薬を使うことになりかねないからです。

ステロイド外用薬のランク

※ステロイド外用薬は部位や症状に合わせて適切なランクのものを使用しないと副作用などの原因になるため、必ず医師の指示に従って使用しましょう。

強い ↔ 弱い

I群（ストロンゲスト）	•デルモベート（クロベタゾールプロピオン酸エステル） •ダイアコート（ジフロラゾン酢酸エステル）
II群（ベリーストロング）	•フルメタ（モメタゾンフランカルボン酸エステル） •アンテベート（ベタメタゾン酪酸エステルプロピオン酸エステル） •トプシム（フルオシノニド） •リンデロン、デルモゾール（ベタメタゾンジプロピオン酸エステル） •パンデル（酪酸プロピオン酸ヒドロコルチゾン）
III群（ストロング）	•メサデルム（デキサメタゾンプロピオン酸エステル） •ボアラ（デキサメタゾン吉草酸エステル） •アドコルチン（ハルシノニド） •ベトネベート、リンデロン-V（ベタメタゾン吉草酸エステル） •プロパデルム（ベクロメタゾンプロピオン酸エステル） •フルコート（フルオシノロンアセトニド）
IV群（ミディアム）	•リドメックス（吉草酸酢酸プレドニゾロン） •レダコート、ケナコルトA（トリアムシノロンアセトニド） •キンダベート（クロベタゾン酪酸エステル） •ロコイド（ヒドロコルチゾン酪酸エステル） •グリメサゾン（デキサメタゾン）
V群（ウィーク）	•プレドニゾロン（プレドニゾロン）

タイプ

ステロイド②

軟膏、クリーム、ローションの違いは？

塗りやすさ、肌なじみで好みのものを選ぶ

塗布する部位と症状
保湿効果で使い分ける！

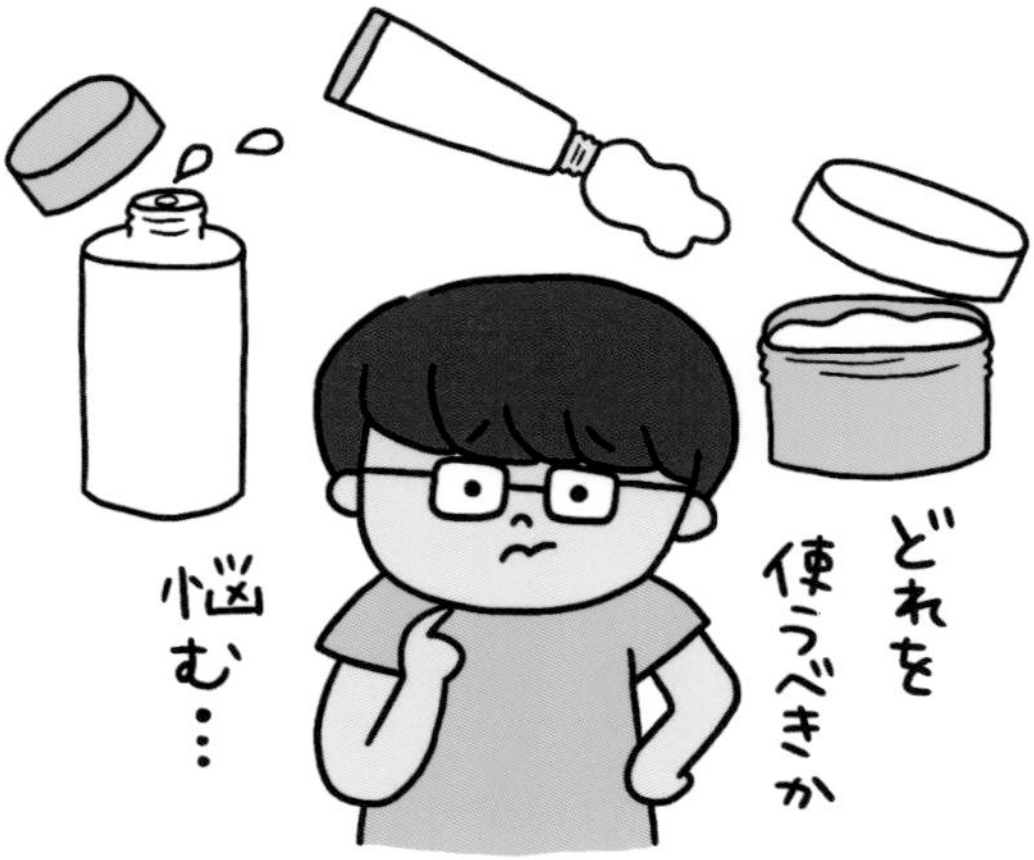

ステロイド外用薬には軟膏とクリーム、ローションと、かたさの違う3つのタイプがあります。欧米では軟膏が一番炎症を抑える作用が強く、次にクリーム、最後にローションと考えられていますが、皮膚に浸透する「透過性」を考えると逆の順番になります。まずは塗りやすさや、肌への心地よさで使い分けてOK。医師と相談しながら選びましょう。

タイプ別メリット・デメリット

軟膏タイプ	メリット	皮膚への刺激が弱く、肌の弱い人におすすめ。ジュクジュクした水気のある炎症・傷口にも使用できる。また、皮膚の保湿作用も高い。
	デメリット	ベタつきやすい。容器に入っており、素手で取ると雑菌が入るため、スプーンやヘラの用意が必要。
クリームタイプ	メリット	べたつきが少ないので使いやすく、皮膚への浸透性も高い。また、チューブから出すため、雑菌が入りにくい。
	デメリット	ジュクジュクした水気のある炎症や、傷がある部位には使いにくい。軟膏タイプよりも刺激性が強い。
ローションタイプ	メリット	水分量が多くすぐに気化するため、頭髪部分など軟膏タイプやクリームタイプでは塗りにくい部位に適している。
	デメリット	クリームタイプと同じくジュクジュクした水気のある炎症や、傷がある部位には使いにくい。

タイプ

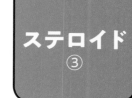

ステロイド③

必要な量を正しく塗ることが大切

必要量より少ないと十分な効果を得られない!

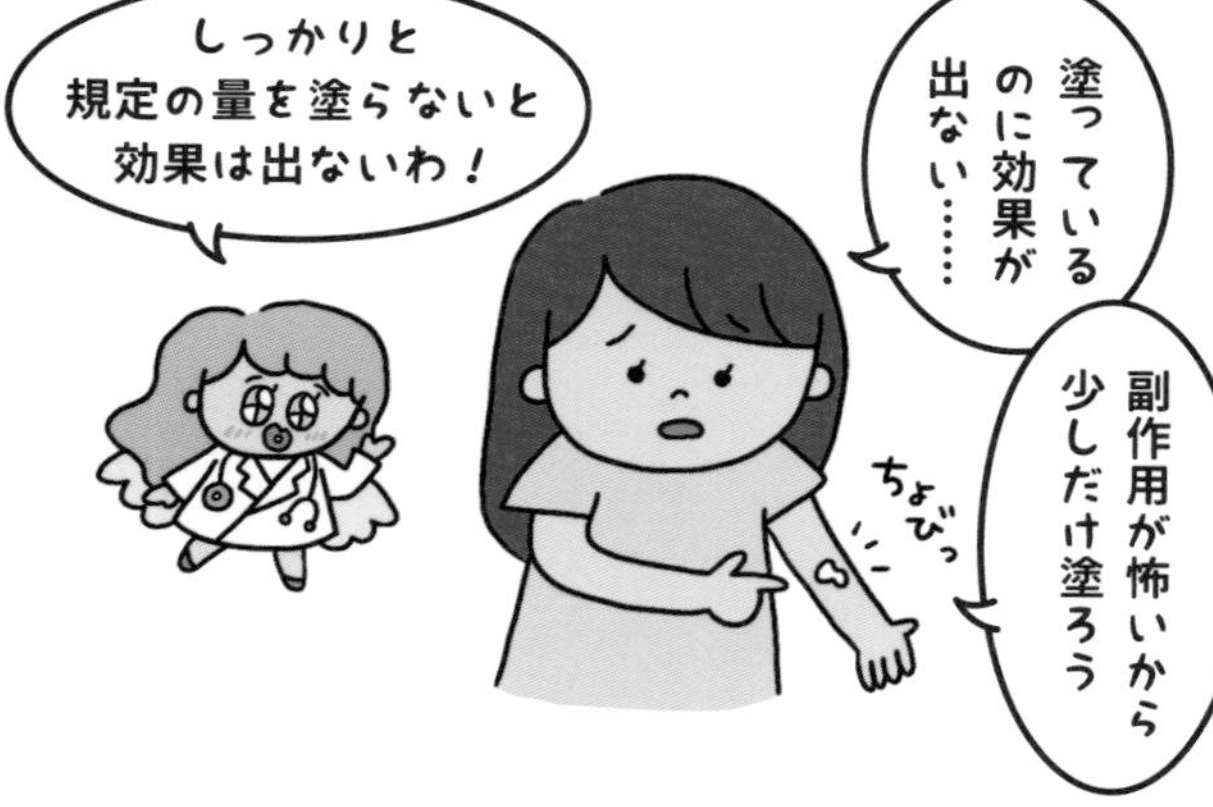
塗っているのに効果が出ない……
副作用が怖いから少しだけ塗ろう
ちょびっ
しっかりと規定の量を塗らないと効果は出ないわ！

多くの患者が適切な量を塗っていないかも？

ステロイドには塗る量の目安があります。正しい用量を示すための単位としてよく使われるのが「FTU（フィンガー・チップ・ユニット）」です。大人の人差し指の一番先から第一関節に乗る量（約0・5g）を指し、この量を手のひら2枚分の範囲に塗るのが適量です。肌がベタベタして意外と多く感じるかもしれませんが、ステロイドを塗った後にティッシュペーパーを1枚貼りつけてみて、落ちて

適切な塗る量を知ろう

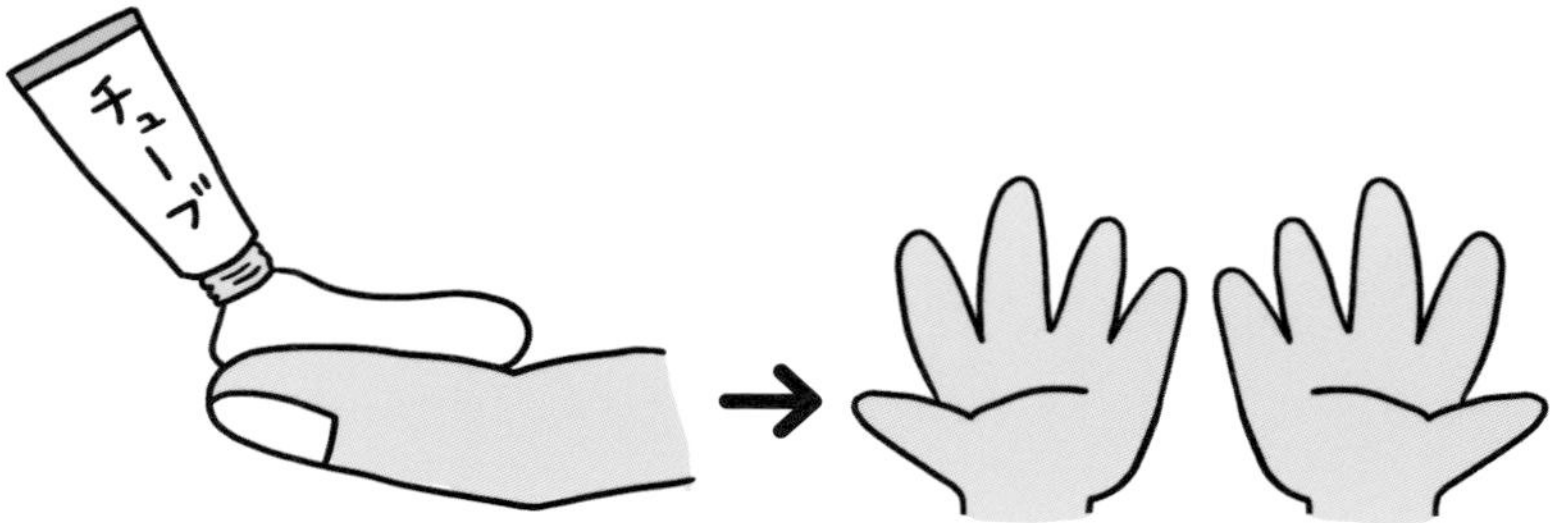

チューブタイプ（口径が5mm程度）で、大人の人差し指の先から第一関節まで薬を乗せた量（＝FTU）。

大人の手のひら2枚分の面積。

こないぐらいの量が好ましいです。保湿剤と同じく、すり込まずに薄く広げるように塗りましょう。

なかなか症状が改善しないアトピー患者さんは、適量を塗っていない可能性があります。少ない量では治るものも治らず、ステロイドを使う期間を長引かせることにもなりかねません。

また、医師から出ている指示は1日1回なのか、2回なのかもチェックして。2回の指示なのに1回しか塗っていないのだとしたら、薬の効き目は残念ながら半減してしまいます。正しい量、正しい回数を塗ることが、「保湿剤だけで快適な肌の状態になる」ための近道なのです。

タイプ

ステロイド④

塗布する部位ごとの注意点を確認しよう

顔に塗布するときは医師の指示に従おう!

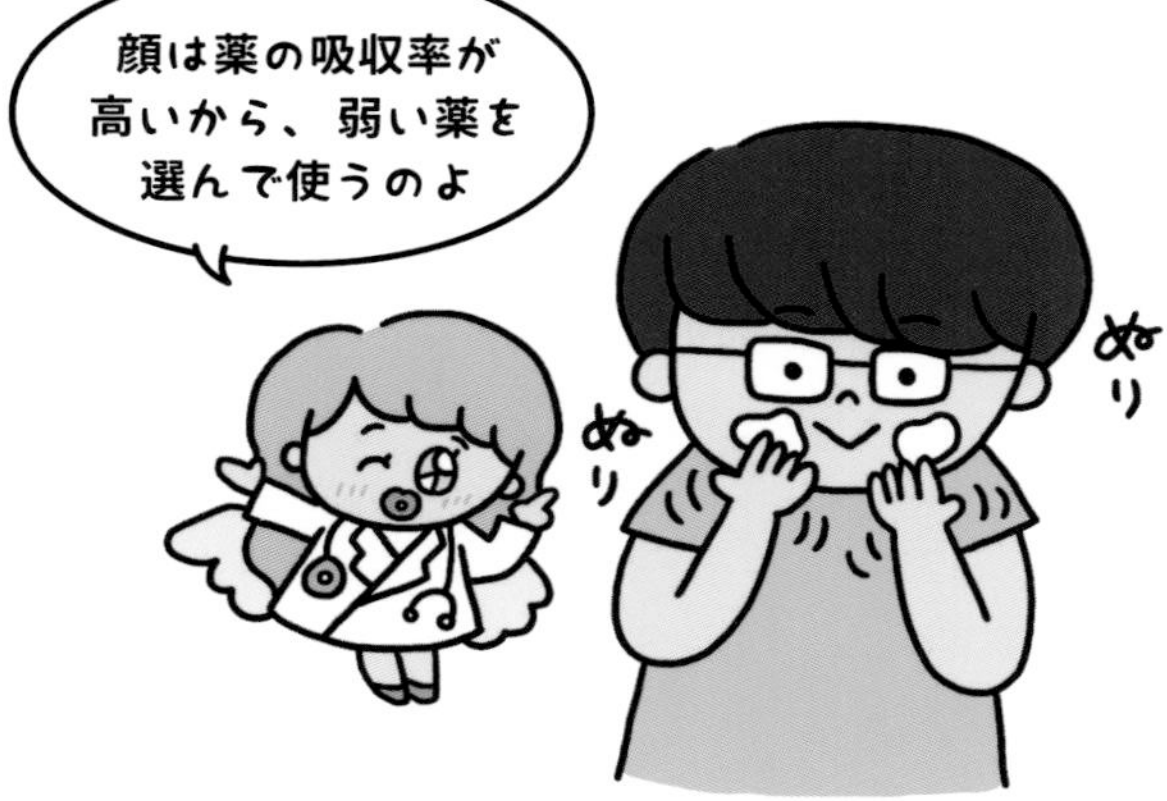
顔は薬の吸収率が高いから、弱い薬を選んで使うのよ
ぬり
ぬり

薬の強さと部位ごとの吸収率をしっかり知ろう

ステロイド外用薬は、体の部位によって薬の吸収率が異なるため注意が必要です。例えば、顔や目の周りなど皮膚が薄い部位は薬の吸収率が高いため、腕や足に使うものよりもランクの低い、弱い効果のステロイドを使用します。

ランクの合わないものを塗布すると副作用の原因にもなります。必ず医師の指示に従い、正しく使用しましょう。

部位別ステロイド外用薬のランクと注意点

手・足

使用するランク：
主にⅢ群
（関節部分はⅡ群）

外からの刺激や汗で薬が取れやすい部分。子どもの場合は、手袋やミトン、包帯などをつけるとよい。

胴

使用するランク：
主にⅢ群

範囲が広いため、塗りムラに注意が必要な部位。複数箇所に薬を置き、丁寧にのばすように塗るのがコツ。

頭皮

使用するランク：
主にⅢ群

ローションタイプを使用すると効果的。髪を洗い清潔にした後、よく乾かした状態にしてから塗布する。

顔の周り

使用するランク：
主にⅣ群

薬の吸収率が高いため、ランクの低いⅣ群の薬を使用。「酒さ様皮膚炎」という副作用が起こりやすいため注意。

目の周り

使用するランク：
主にⅣ群

目の周囲の湿疹がひどい場合に薬を使用する。円を描くようにやさしく広げて塗布する。

口の周り

使用するランク：
主にⅣ群

薬が取れやすい部分で、口周りの皮膚の炎症は食物アレルギーの原因にもなる。毎食の前後に塗るようにする。

タイプ

ステロイド⑤

ステロイドの副作用を正しく知ろう

薬の正しい知識を持って症状に合わせて使おう！

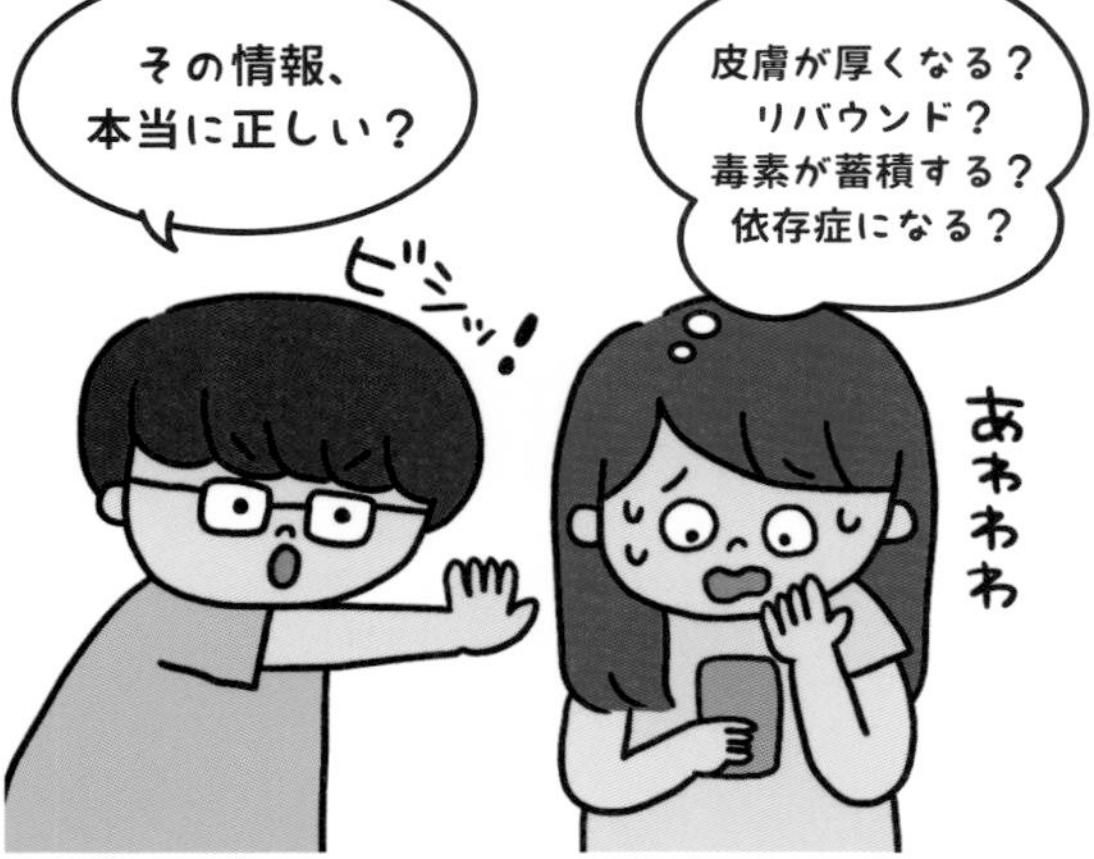
皮膚が厚くなる？
リバウンド？
毒素が蓄積する？
依存症になる？
その情報、
本当に正しい？
ビシッ！
あわわわ

正しい知識で根拠のない不安を払拭

ステロイドに対し「怖い」という意識を持っている人が少なからずいます。それは90年代にテレビの報道番組が「ステロイドは悪魔の薬」と断言し、そのセンセーショナルな言葉が根拠もなく、瞬く間に広まってしまったからです。ここでステロイドの副作用について正しく知っておきましょう。

まず局所性副作用（塗った部分に起こる）と、全身性副作用（皮膚を通して全身に起こる）の2

ステロイド外用薬の使用法による副作用

局所性副作用

ステロイド外用薬を塗った部位にあらわれる一過性の副作用。ほとんどの場合、薬の使用をやめることで元に戻るため、基本的には問題ない。

- 皮膚が薄く白っぽくなる
- 毛細血管の拡張
- 赤ら顔
- 酒さ様皮膚炎
- 毛深くなる
- ニキビや吹き出物ができる
- 感染症にかかりやすくなる

全身性副作用

全身にあらわれる可能性のある副作用だが、外用薬の使用で起こることはほとんどない。I群（→P43）の強力なステロイド外用薬を長期間使用、または内服薬を使用した場合に見られる。

- 子どもの成長障害
- 糖尿病の誘発
- 骨粗しょう症の誘発
- 消化器官の不調

タイプがありますが、後者は強いステロイドを長期間使用した場合にまれに起こるとされています。

　これらの副作用の中で、元に戻りにくいものとして「毛細血管の拡張」「酒《しゅ》さ様《よう》皮膚炎（皮膚に赤みが広がる）」「皮膚線条（妊娠線のような皮膚の亀裂）」があります。このような副作用を防ぐためにも、治療を開始したら1～2週間以内に再診し、その後も定期的に専門医に皮膚の状態をチェックしてもらう必要があるのです。

　また、副作用と間違えやすい症状として、色素沈着があります。これは治療の結果として炎症が治った部位が黒ずんで見えるためで、ステロイド外用薬による効果ではありません。皮膚の状態が正常になれば改善されます。

保湿剤とステロイドはどっちを先に塗る？

肌の状態や塗りやすさから判断する

どちらを先に塗ってもかまいません。塗る順番は薬の効果に影響しませんが、保湿剤を先に塗ったほうがステロイドの伸びがよいと感じるため、保湿剤を先に、と指導している場合が多いようです。また、医師によっては塗る手間を1回で済ませられるように、2つを混ぜたものを処方していることもあります。ただし、自分で混ぜるのは衛生面からも、ムラができてしまう点からもNGです。

どちらを先に塗っても効果は変わらない！

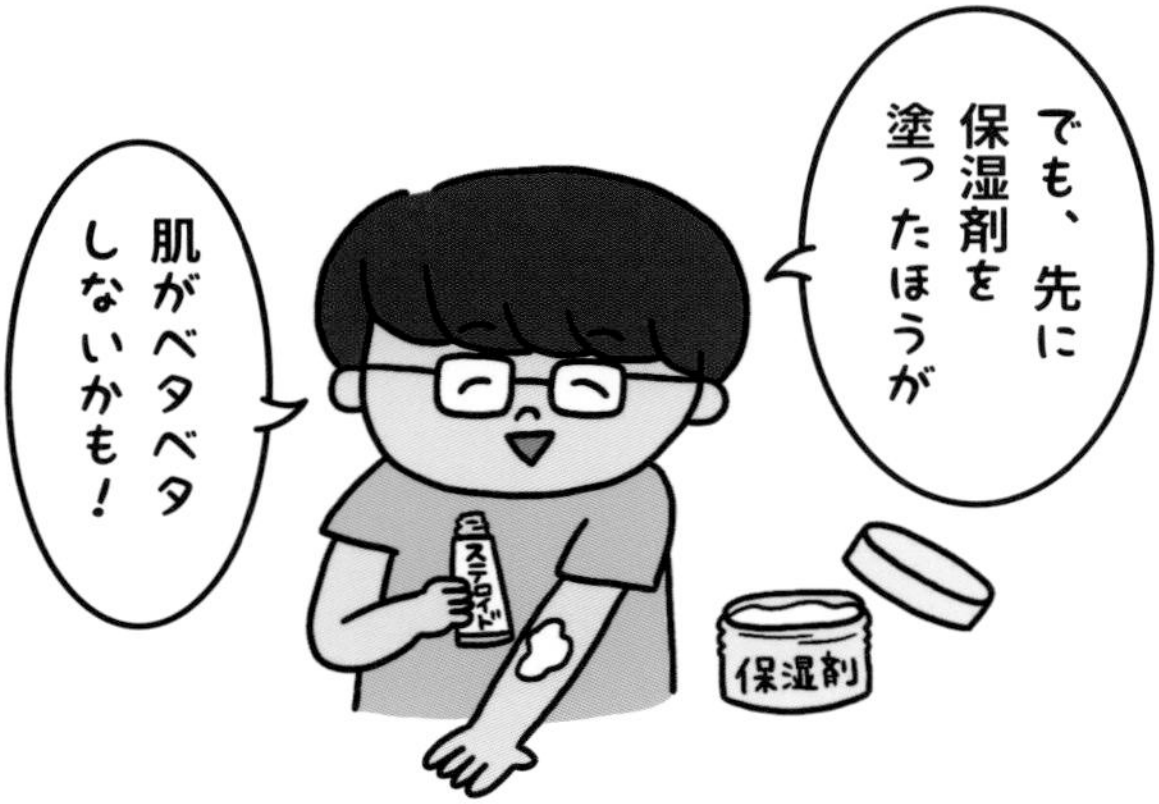

でも、先に保湿剤を塗ったほうが
肌がベタベタしないかも！
ステロイド
保湿剤

ステロイド外用薬と保湿剤は混ぜてもいい？

×自分で混ぜるのはNG

素人が自分でステロイド外用薬と保湿剤を混ぜようとしてもしっかりと混ぜることができず、塗るときにムラができてしまいます。また、種類やランクによって混ぜてもよいものと混ぜてはいけないものがあるため、個人の判断ではしないようにしましょう。

○医者に混ぜたものを処方してもらう

ステロイド外用薬と保湿剤を混合したものを使用したいときは、医師に相談してみましょう。薬の効果が変わったり、混合できない薬の場合もあるので主治医の意見を聞いてみてください。

別々に塗る手間が省けるため、時間がないときなどには活用できます。

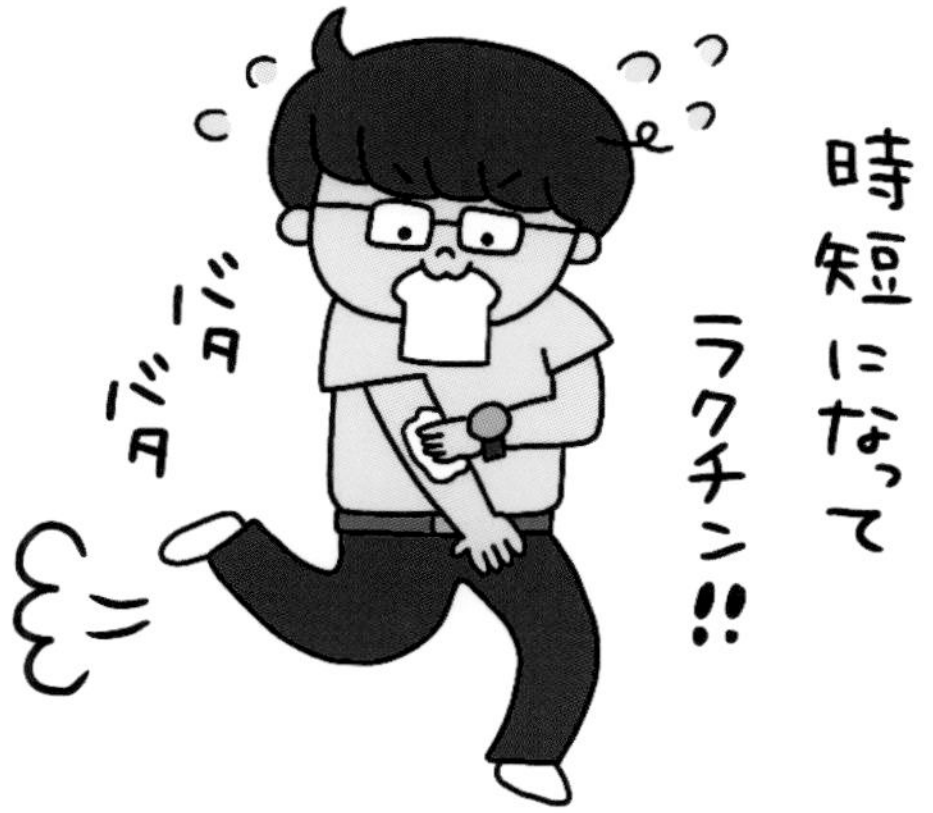

ウェットラップはおすすめできない？

感染症リスクを高めるため医師の監督が必須

ウェットラップ療法にはまだエビデンスがない!?

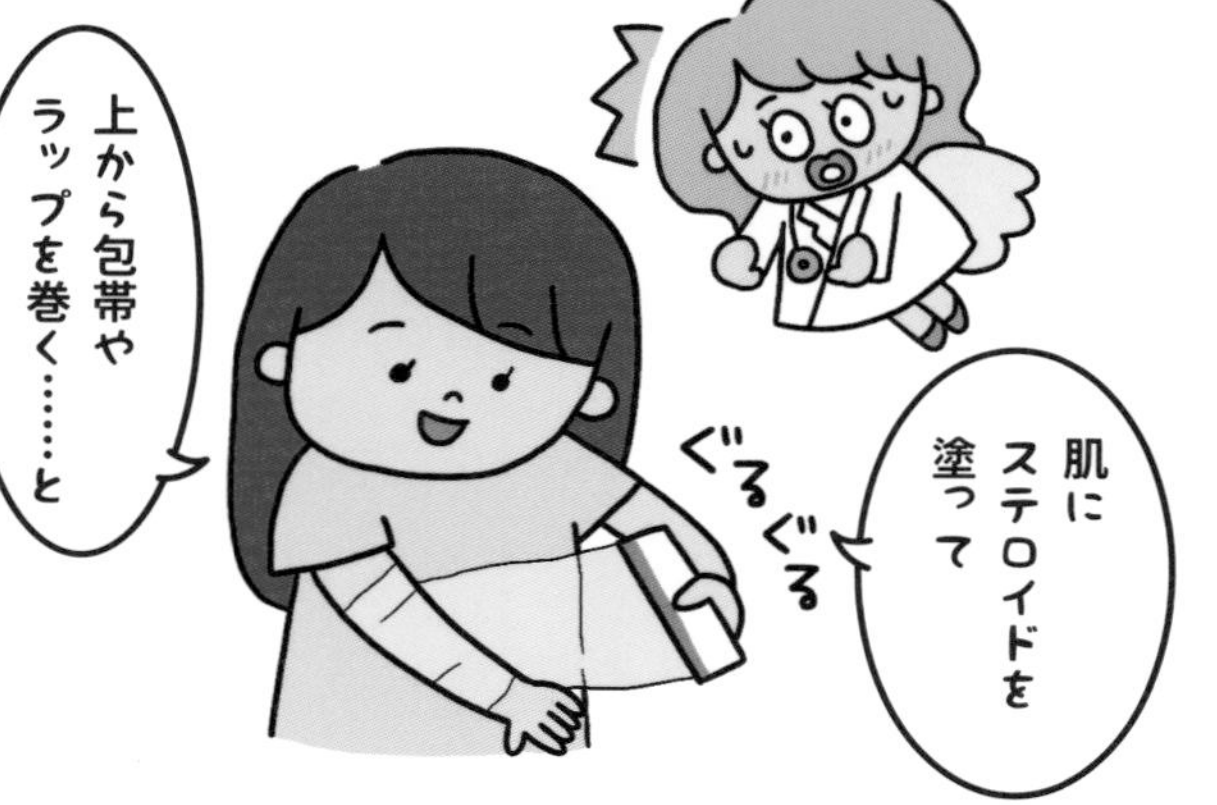
肌にステロイドを塗って
ぐるぐる
上から包帯やラップを巻く……と

アトピーの患部にステロイド外用薬を塗り、その上から湿った布（または包帯）で覆い、さらに食品用のラップフィルムで覆う「ウエットラップ療法」というものがあります。

患部を覆うことで湿潤を保ち、また引っかきを防止することで、より早い症状の改善を目的とした療法で、一時期注目を集めました。

ただし、この療法の効果については医師によって判断が分かれており、２０１７年に報

ウエットラップ療法に効果はある？

メリット

- 皮膚の湿潤が保たれ、保湿ができる。
- 皮膚を覆うことで、かき壊しを防止できる。

デメリット

- 通常通りにステロイド外用薬を塗布した場合と効果が変わらない。
- 雑菌の温床となり感染症リスクが高まる。

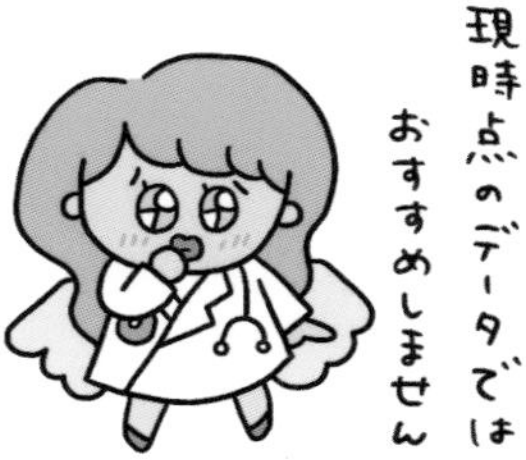

告されたメタ解析（独立した複数の臨床研究のデータを解析したもの）では、ステロイドを塗るだけの標準的な治療と効果は変わらない、という結果でした※6。ステロイドや保湿剤の塗布については38ページでも述べたように、雑菌を取り入れないことが第一です。しかし、ウエットラップ療法は濡れた布を巻いて、さらにラップで覆うため、雑菌の温床になりやすい環境を作ることになり、感染症にかかりやすくなるという見解もあります。

今後、新しい研究結果が出る可能性もありますが、現時点ではあまり効果に期待ができず、感染症のリスクを高める観点から、おすすめはできません。ただし、冷涼感によってかゆみを抑えたり、ミトンなどで無意識な引っかきを防止したりすることは有効です。

炎症の再発を防ぐプロアクティブ療法とは

炎症がないときも ステロイドで予防治療!

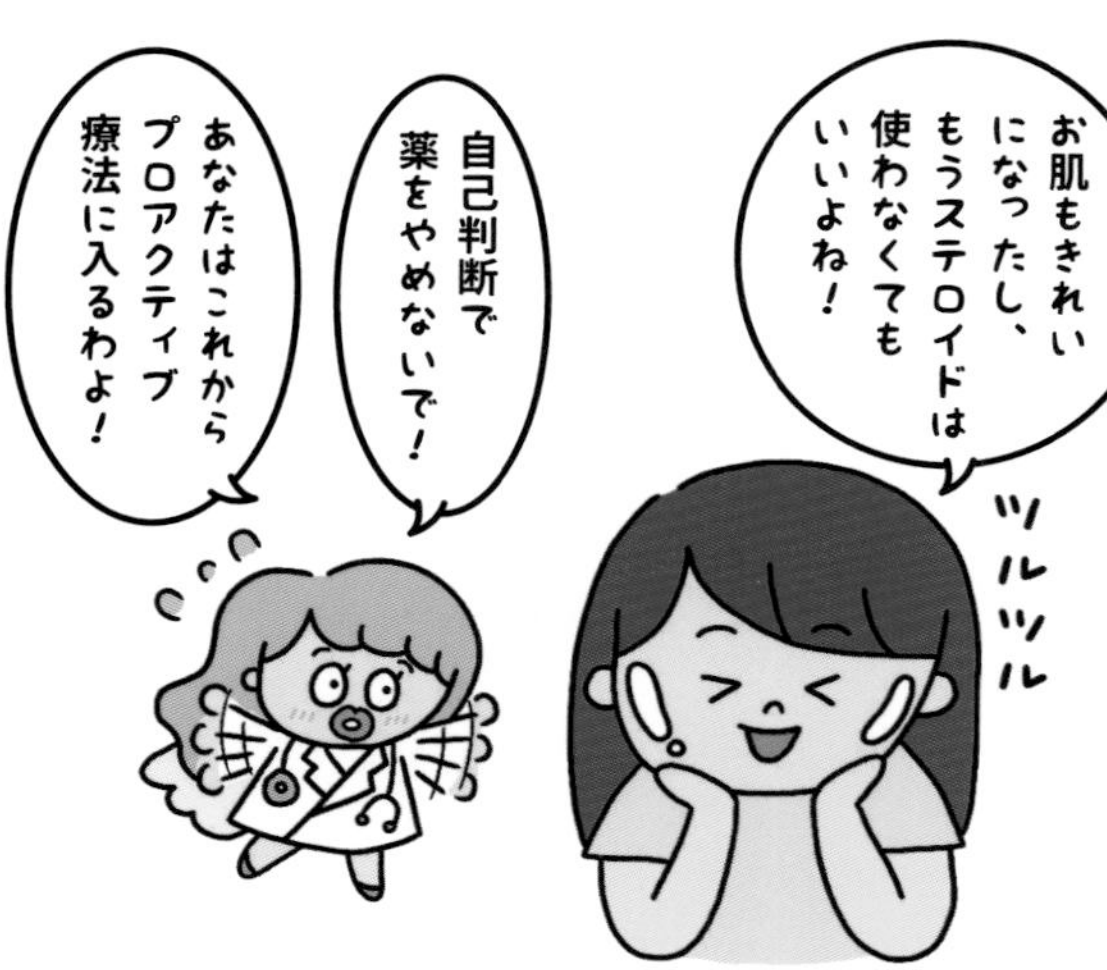
お肌もきれいになったし、もうステロイドは使わなくてもいいよね!
ツルツル
自己判断で薬をやめないで!
あなたはこれからプロアクティブ療法に入るわよ!

対症療法に代わる、第二の治療法の登場

アトピーはよくなったり、悪くなったりを繰り返すのが特徴の病気。できれば何度もつらい思いはしたくない、ステロイドとはオサラバしたい、と考えている人も多いかと思います。症状がひどくなってからステロイドに頼る治療法を「リアクティブ療法」。これに対して症状を未然に防ぐ第二の治療法を「プロアクティブ療法」といい、症状が治まっても定期的に薬を塗ることで再熱を防ぎます。

2種類の療法とその効果

リアクティブ治療

アトピー症状が出たときに治療する療法。患部にステロイド外用薬や保湿剤を塗布して炎症を抑える。症状は繰り返し起こるが、徐々に軽い症状になっていき、治癒を目指す。

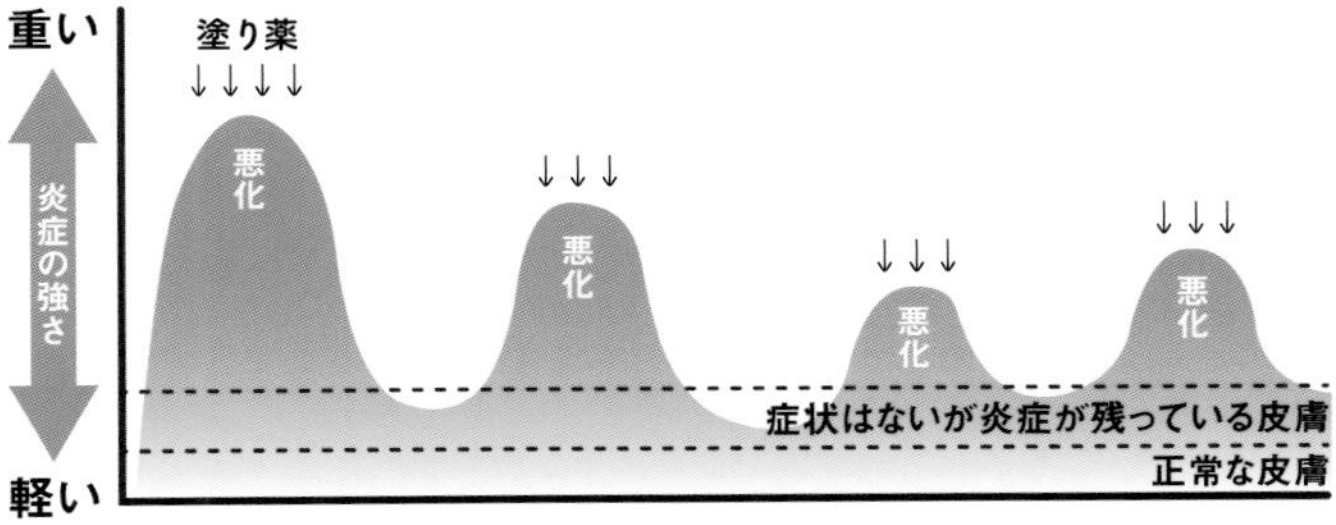

プロアクティブ療法

アトピー症状が出る前からステロイド外用薬を使用し続けることで、症状が出るのを未然に防ぐ。ただし、プロアクティブ療法中に症状が発症することもある。

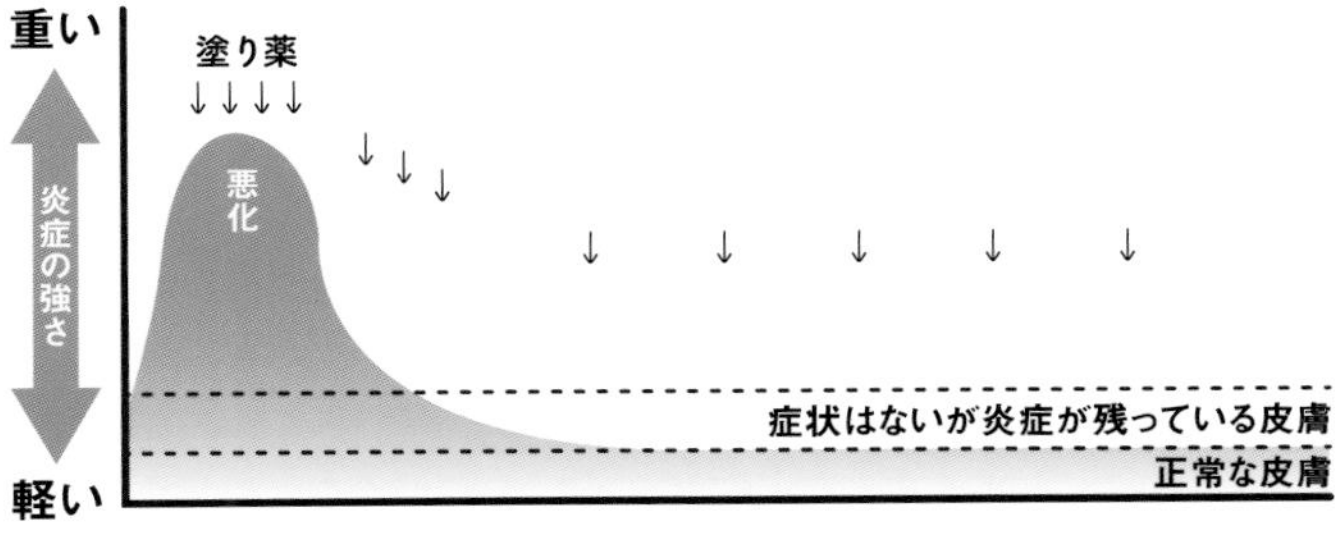

肌もツルツルになったしかゆみもない！
面倒くさいスキンケアやステロイドをしなくて済むぞ～！
アトピーが再発したぁ……！

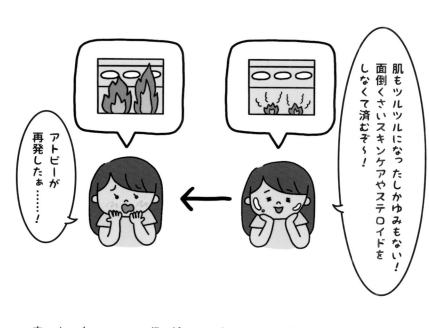

火事を未然に防ぐために長期戦で火種を消す

プロアクティブ療法について、具体的に説明していきましょう。まず、①炎症が起きたら、強いステロイドを用いて一気に症状を抑える。②症状が治まっても1～2週間しっかり毎日塗る。③その後1～2週間1日おきに塗る。④さらに1～2週間、週に1、2回ずつ塗る。⑤確実に治ったらステロイドをやめて保湿剤だけにする、というもの（→P57）です。

これは「アトピー性皮膚炎診療ガイドライン2018」でも推奨されている、現在最も有効な治療法。ですが②の時点で面倒くさくなったり、ステロイドに対して漠然とした不安を感じて薬をやめたりする患者さんが多く

TARC検査で見えない症状をチェック

TARC検査とは?

アトピー性皮膚炎の症状を測定する血液検査。TARCとは血液中に含まれるたんぱく質の一種で、アレルギーによる炎症が強いときは血液中のTARCが増え、反対に弱いときにはTARCが少なくなる。検査の目的は、アトピー性皮膚炎の症状を数値化し、重症度の評価をすることで、治療方法や薬の選択などに用いられる。

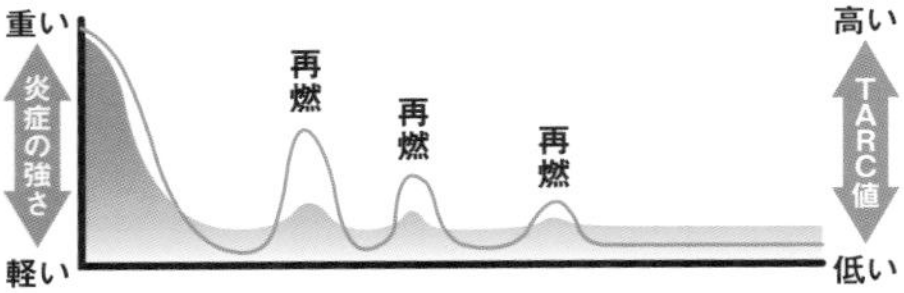

検査のメリット

- 現在の治療法でアトピー性皮膚炎の症状が改善できているかの確認。
- 数値による客観的な治療目標の設定。
- 皮膚の表面に現れない炎症の有無の確認。

いるのも残念な事実。アトピーの患者さんはかゆみがなくなっても、アレルゲンに敏感な体質は変わらないため、皮膚の中では火種がくすぶっていることがあります。プロアクティブ療法で継続的に火種を消すことで、アトピー以外の鼻炎や気管支喘息などのアレルギー症状の悪化を防ぐ可能性もあります。

アトピー患者の「皮膚の中にくすぶっている火種」を調べるのに有効なのが「TARC検査」。難しいことは省きますが、この血液検査の数値が高いほど火種が多く、少ないほどアトピーや、ほかのアレルギーについても寛解していることがわかります。今までは皮膚の状態を見るだけで判断していたことが、この数値から、客観的に判断することができ、治療の達成度や目標を持つことに役立ちます。

脱ステロイドについて

ステロイドは最も効果的な治療法！

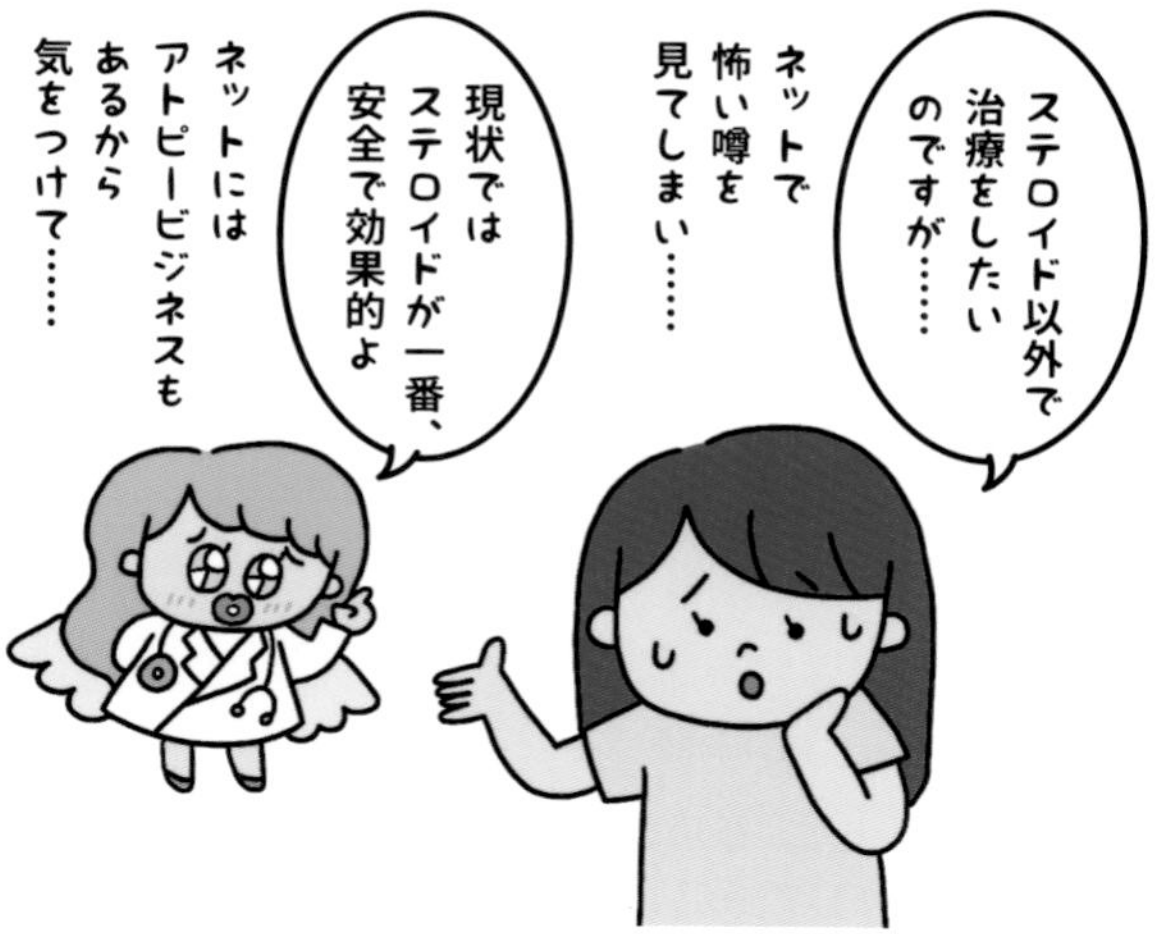
ステロイド以外で治療をしたいのですが……
ネットで怖い噂を見てしまい……
現状ではステロイドが一番、安全で効果的よ
ネットにはアトピービジネスもあるから気をつけて……

ステロイドは怖い？悪いイメージがついた理由

「ステロイドをずっと使い続けたくない」「ステロイドは怖い」という思いから、「脱ステロイド」を考える患者がいます。ただし、なぜステロイドを使いたくないのかを一度、考えてみてください。ステロイドは最も効果的な治療法であり、正しく使用していれば副作用のリスクも低い薬です。メディアやネットなどにある「怖い」というイメージが先行してしまっているのかもしれません。

ステロイド不信の原因

○ 医師による指導不足

ステロイドには強さのランクがあり、部位ごとに使い分ける必要がある。しかし、ステロイド外用薬が登場した1980年代は、新薬に対する知識不足もあり、誤った用法による副作用が発生することがあった。現在はガイドラインが作られ、指導も徹底しているため、そのような問題は基本的にない。

○ 美容目的による誤用トラブル

ステロイド外用薬は本来、アトピーの治療にのみ使用される。しかし、血管を収縮する作用が一時的に皮膚を白くするとして、美容目的で化粧の下地に使用する人が現れ、薬の吸収率が高い顔に長期間使用し続けたことで、副作用が起こるケースが多発。誤用によるトラブルがメディアなどで取り上げられ、危険な薬と印象づけられた。

○ 副作用にまつわるデマ

上記のような混乱に乗じて、本来の副作用ではないものまでSNSなどでデマとして広がっている。例えば「肌が黒くなる」「体内に蓄積する」「毒素が子宮に蓄積する」などは、すべてデマである。また、内服薬の副作用（→P133）や筋肉増強剤と混同しているケースもある。

自己判断の脱ステは危険!

リバウンドの可能性

アトピーの治療は、ステロイドを使用せず保湿剤だけで症状を抑えられるようにすることが最終目標です。しかし、自己判断でステロイドをやめることは危険なため、絶対にしないでください。

一見、治ったように見えてもくすぶっていた炎症が再発したり、まれにではありますが、長期間ステロイドを使用していたことで、体内でのステロイドの産生が抑えられてしまい、症状が悪化、急変することがあります。

必ず医師と相談して、適切なステップを踏みながら保湿剤のみに移行するようにしましょう。

ちゃんと知りたい
アトピーQ&A ❷

Q 爪で引っかいてしまいます かゆみを抑える方法はありますか?

A アイシングすることで かゆみが和らぎます

「かゆみ」は皮膚の神経によって脳に伝わります。この神経は急速に皮膚の温度が低下することで伝導速度が落ちるため、冷たいおしぼりや保冷剤、氷水を入れたビニール袋などで患部をアイシングすると、「かゆい」という信号が脳に伝わりにくくなり、ある程度のかゆみを抑えることができるのです。

逆に温めるとかゆみが増すため、暖房や入浴時の温度の調節をしたり、飲酒を控えたりしましょう。

また、意識をほかのことに集中させることも有効です。

どうしても我慢できないかゆみ

アイシングでも効果がない強いかゆみがあり、睡眠障害など日常生活もままならないような場合には、医師に相談してしっかり治療しましょう。「ネオラール(P138)」や「デュピクセント(P141)」などの薬は湿疹を抑えるだけでなくかゆみを止める効果もあります。

2章

アトピーが悪化する環境と習慣

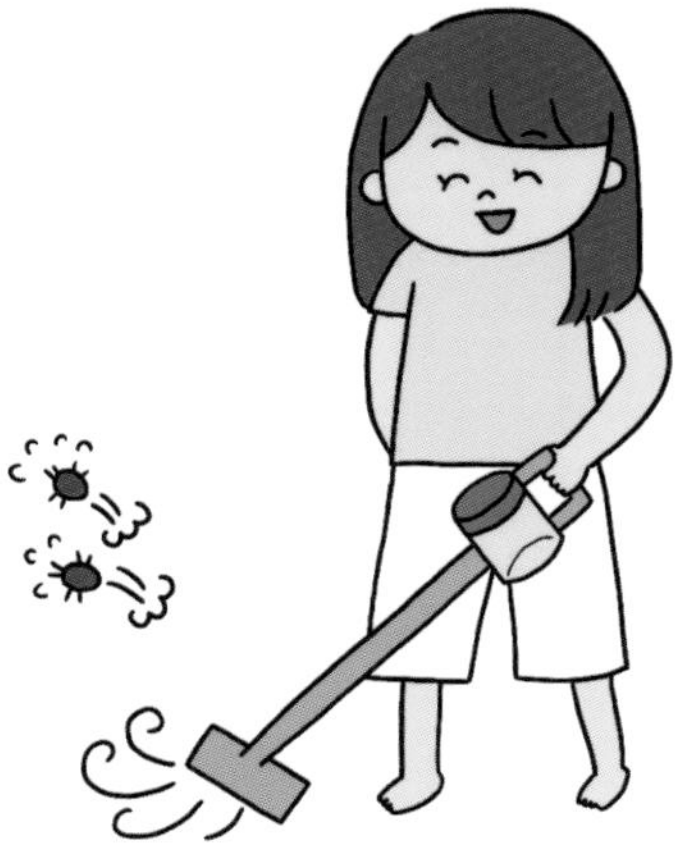

傷ついたアトピー肌はささいな刺激やアレルゲンによって
かゆみを感じてしまう。悪化の原因を知り、
かゆみが増す原因を取り除こう。

アトピーが悪化する環境を改善しよう

当たり前に触れていた要素をひとつずつ見直す

皮膚を刺激して症状を悪化させる要因を取り除くことも、重要なアトピー治療の一環。私たちの日常生活には、アトピーを悪化させる要因がたくさん潜んでいます。

100%取り除くことは難しいとしても、できるだけ減らす努力をしていきましょう。

主なものは①アレルゲンとの接触。②肌への刺激（肉体的ストレス）。③精神の乱れ（精神的ストレス）の3つです。

アレルゲンを除去して肌への刺激を抑えよう!

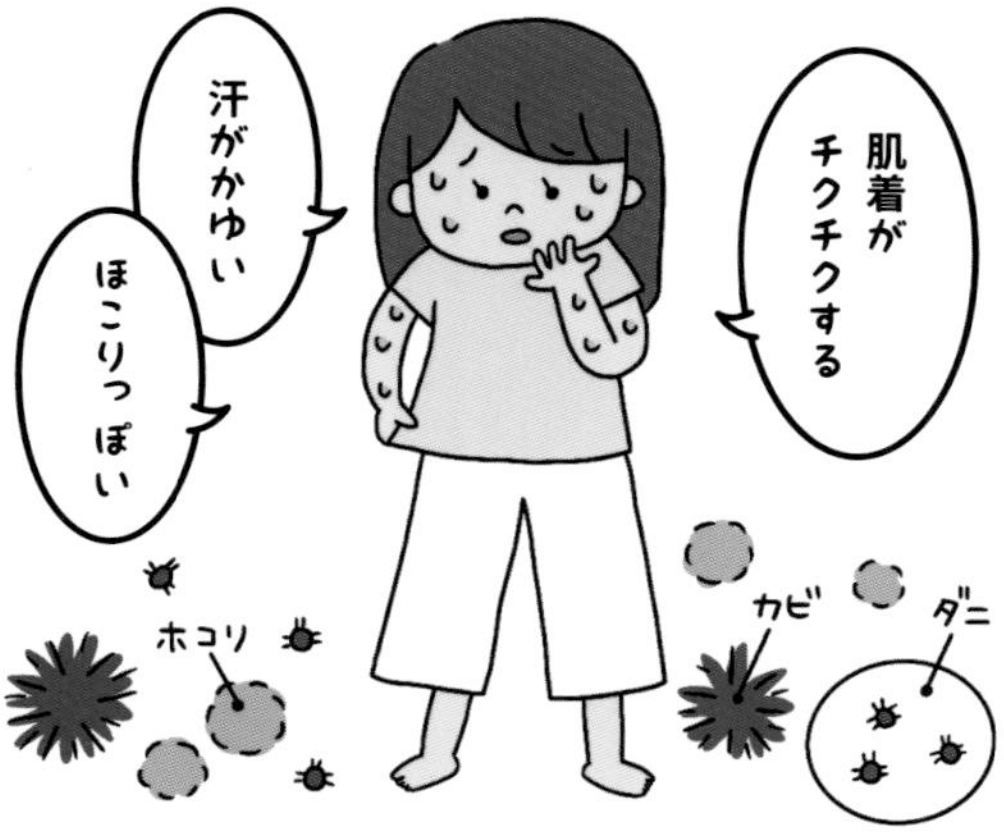

肌着がチクチクする
汗がかゆい
ほこりっぽい
ホコリ
カビ
ダニ

アトピーが悪化する3つの要因

アレルゲンとの接触

アレルギー症状を引き起こす原因となる物質。
アレルゲンとの接触を減らすことで、かゆみや症状が出ないようにする。

- ダニ
- フケ
- 特定の食物
- カビ
- 花粉

肌への刺激

バリア機能の壊れた肌は敏感になっており、少しの刺激でかゆみが発生する。
かゆみにより引っかくことで皮膚の状態が悪化する。

- 石けんの洗い残し
- 乾燥
- 衣類でこすれる刺激
- 汗

精神の乱れ

アトピーはストレスや不安によって症状が悪化する。
患部を爪でかくことでストレス発散が習慣化し、皮膚の症状が悪化する。

- ストレス
- 睡眠不足

アルコール消毒をしても問題ない？

皮膚が弱い人は最低限必要なときのみに

実はアルコール消毒液は石けんでの手洗いにくらべて皮膚損傷のリスクが低いといわれています。しかし、1日に何回も消毒をすることで、手荒れに悩むアトピー患者が増えているようです。対策として、まず消毒回数を見直しましょう。何かを触ったりしていないのであれば、過度な消毒は必要ありません。そして、消毒後は必ずたっぷりの保湿剤を塗りましょう。また、保湿剤入りの消毒液もあります。

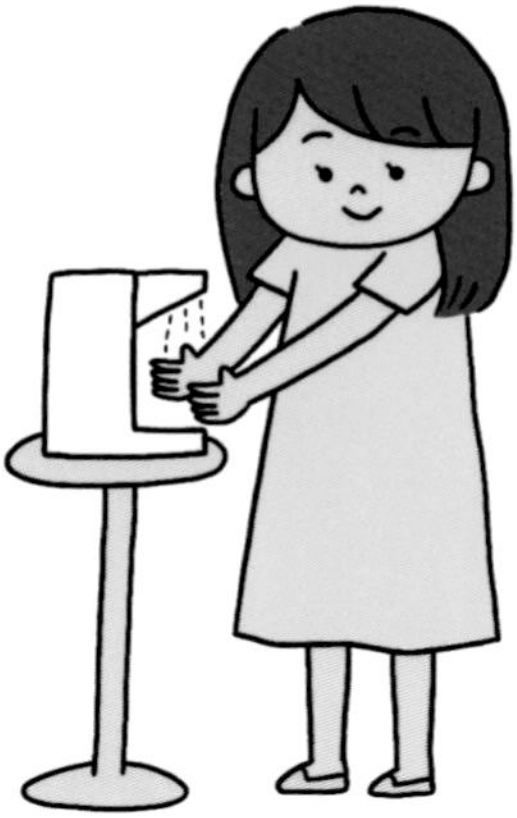

アルコール消毒の後はしっかり保湿が大事！

正しいアルコール消毒の仕方

① アルコール消毒液をすり込む

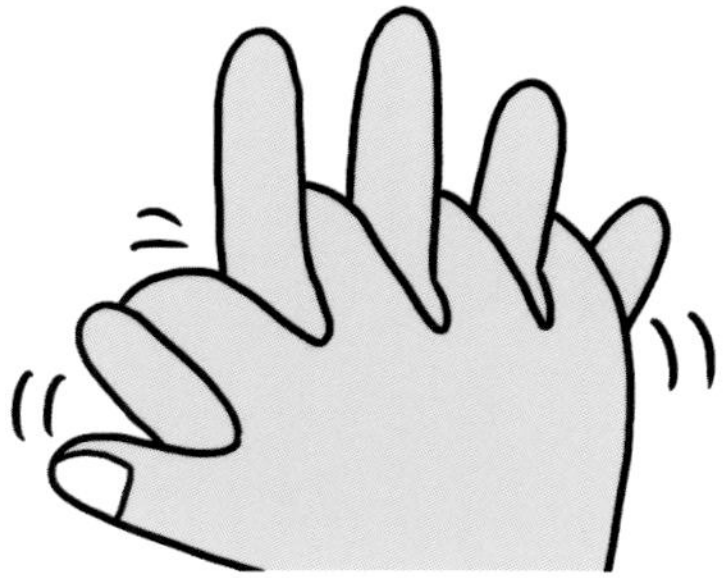

アルコール消毒液はしっかりワンプッシュ分を出し、乾くまですり込むことが大切。手のひらと甲のほか、忘れがちな指の間までしっかりすり込む。

② 保湿剤をたっぷり塗る

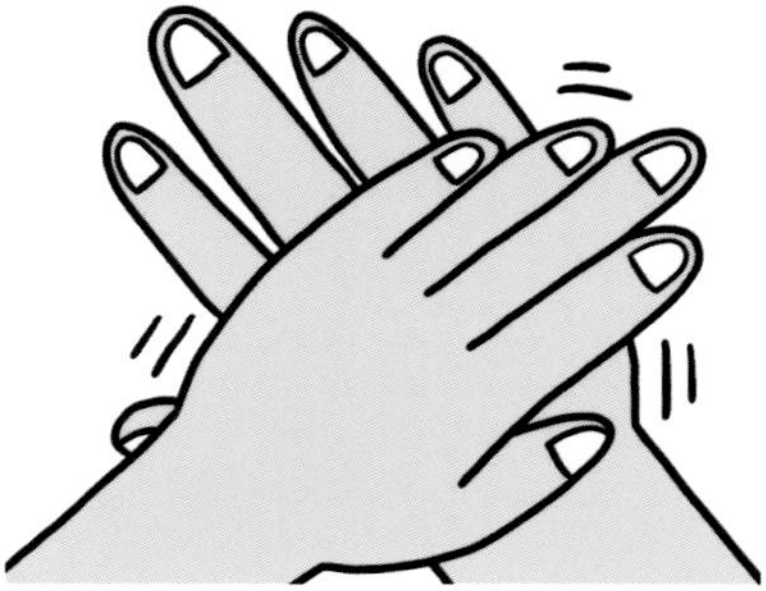

アルコール消毒は皮膚にダメージを与え、手荒れの原因になるため、消毒後は必ず保湿剤を塗る。保湿剤はすり込まずに、たっぷりの量を出して広げて伸ばすようにして塗る。

アルコールアレルギーの人は注意

アルコールにアレルギーがある場合、消毒液をつけた部位が赤く腫れてしまうことがある。その場合、外出先では携帯用ハンドソープを使ってケアするようにしよう。

アトピー肌にやさしいのはウレタンマスク？

ウレタンマスクは
通気性がよく、肌ストレスが少ない

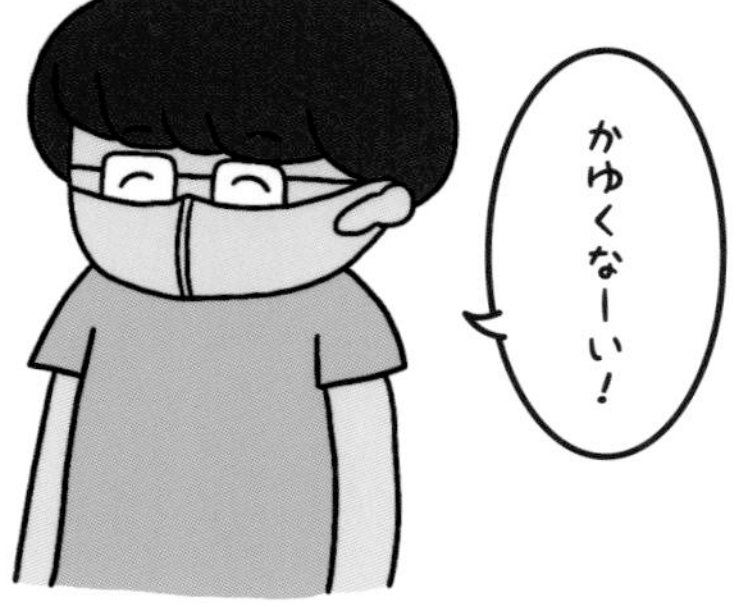

ただし飛沫防止には
効果なし!?

肌ストレスのないものをベストよりベターで選択

マスクはウイルス感染や花粉対策のために有効な防具です。しかし、アトピー患者の場合は、マスクをつけることにより、汗や繊維の摩擦による刺激、ゴムなどの締めつけ、細菌の繁殖などが原因となってアトピーを悪化させてしまうことがあります。マスクをつけている部分だけが赤くかぶれたり、ニキビが増えてしまうため「マスク肌荒れ」ともいわれています。

効果的なマスクのつけ方

肌への刺激が少ないウレタン製マスク
＋
飛沫を防止する不織布製マスク

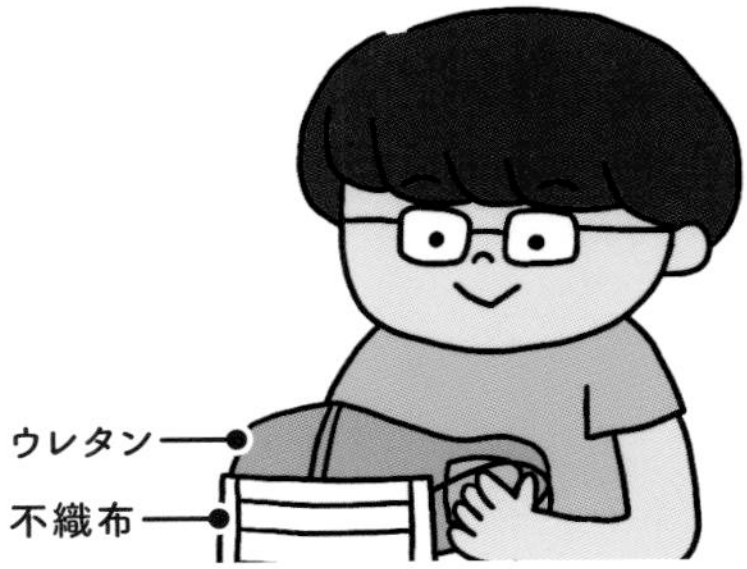

二重マスク

ウレタン製マスクの上に不織布製マスクを重ねてつける。少し息苦しくなるが、肌ストレスを軽減し、飛沫感染を予防することができる。

マスクには布製、ウレタン製、不織布製などのタイプがあり、その中でもウレタン製のマスクは肌触りや通気がよく、肌ストレスが少ないという特徴があります。しかし、飛沫を防ぐ効果はあまり高くなく、不織布製の半分ほどしかありません。

そこでアトピー患者におすすめしたいのが、ウレタン製をつけた上に不織布製をつける、マスクの2枚重ねです。直接肌に触れる部分はウレタン製なので、肌ストレスを軽減することができます。

また、人との距離が十分取れる場所や、オープンエリアなどのマスクをつけなくてもよい場所では外し、肌ストレスから解放してあげることも大切です。

患部にニキビができてしまったら…

アトピーの薬と
ニキビの薬を使い分ける！

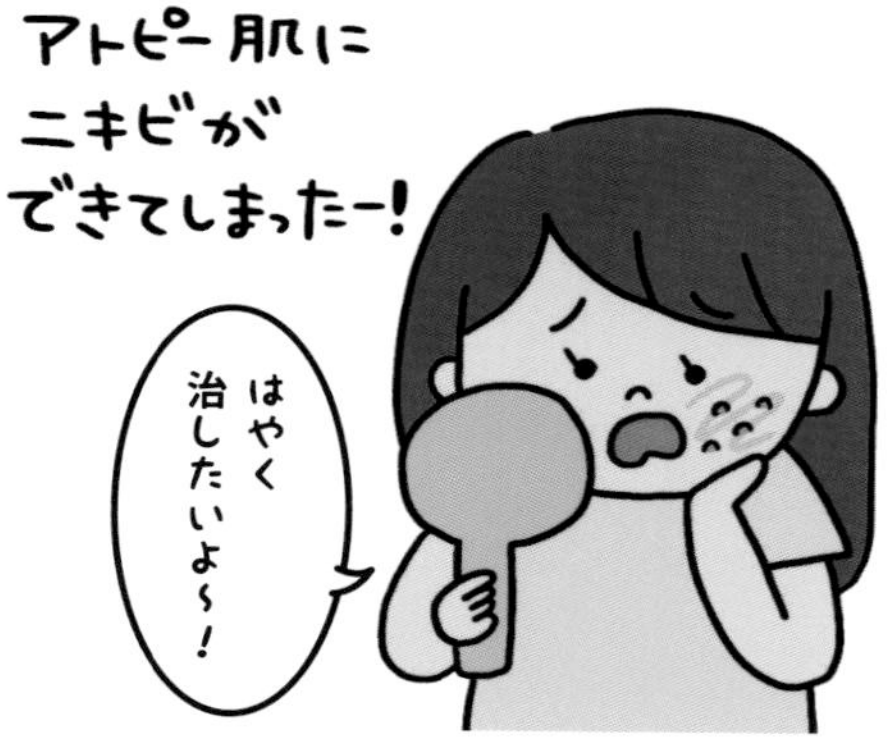
アトピー肌に
ニキビが
できてしまったー！
はやく
治したいよ〜！

アトピーの治療中は
ニキビの出現に注意

アクネ菌という菌が起こす炎症であるニキビは、ときに顔や口周りのアトピー患部にできることがあります。

ニキビができる原因は、思春期にホルモンの分泌が活発になり、皮脂の過剰分泌によって毛穴が詰まる「思春期ニキビ」のほか、ストレスによるホルモンバランスの乱れや、化粧や髭剃りによる肌への刺激などがあります。

また、アトピー治療のためのステロイド外用

アトピー＆ニキビ治療の流れ

アトピーを治す

アトピー患者は皮膚のバリア機能が壊れているため、塗布した薬の刺激を受けやすい。

↓

ニキビを治す

アトピーの症状が治まり、皮膚のバリア機能が治ってから、ニキビ用の薬を塗り、治療する。

ニキビはなぜ起こる？

ニキビの原因である「アクネ菌」は皮脂を栄養源にする菌。皮脂の過剰な分泌によって毛穴が詰まるとアクネ菌が増殖し、肌に炎症を起こす。このときにできる湿疹がニキビになる。

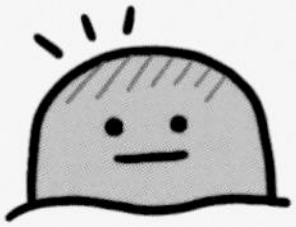

薬の副作用で、ニキビができやすくなったり、悪化させたりしてしまうこともあります。

ここで注意しなくてはいけないのは、ニキビを治療するための薬をアトピー患部に塗ってはいけないということです。ニキビの薬は成分の刺激が強く、アトピーの症状を悪化させてしまいます。そのため、アトピーとニキビの両方ができてしまった場合には、それぞれの薬を使い分けて、アトピーとニキビの両方の治療を行います。

ステロイド外用薬はできるだけニキビの患部に塗らないようにし、アトピーの症状が落ち着いてから、ニキビ治療に移ります。

アトピーとニキビ、どちらもひどくなってしまった場合には、抗生物質の内服薬でニキビの対応をすることもあります。

日焼け止めや虫除けスプレーは使ってもいい？

肌への刺激が少ないものを選んで使おう

日焼けは、シミやシワ以外にも皮膚がんの原因にもなります。しかし、日焼け止めには化学物質が入っており、肌が反応してかぶれを起こすことも。化学物質を減らした「ノンケミカル」の製品を選びましょう。

また虫刺されはかゆみを誘発し、肌をかき壊す原因になります。肌にやさしい「イカリジン」配合の虫除けスプレーがおすすめです。両方塗る場合は、日焼け止め↓虫除けの順で。

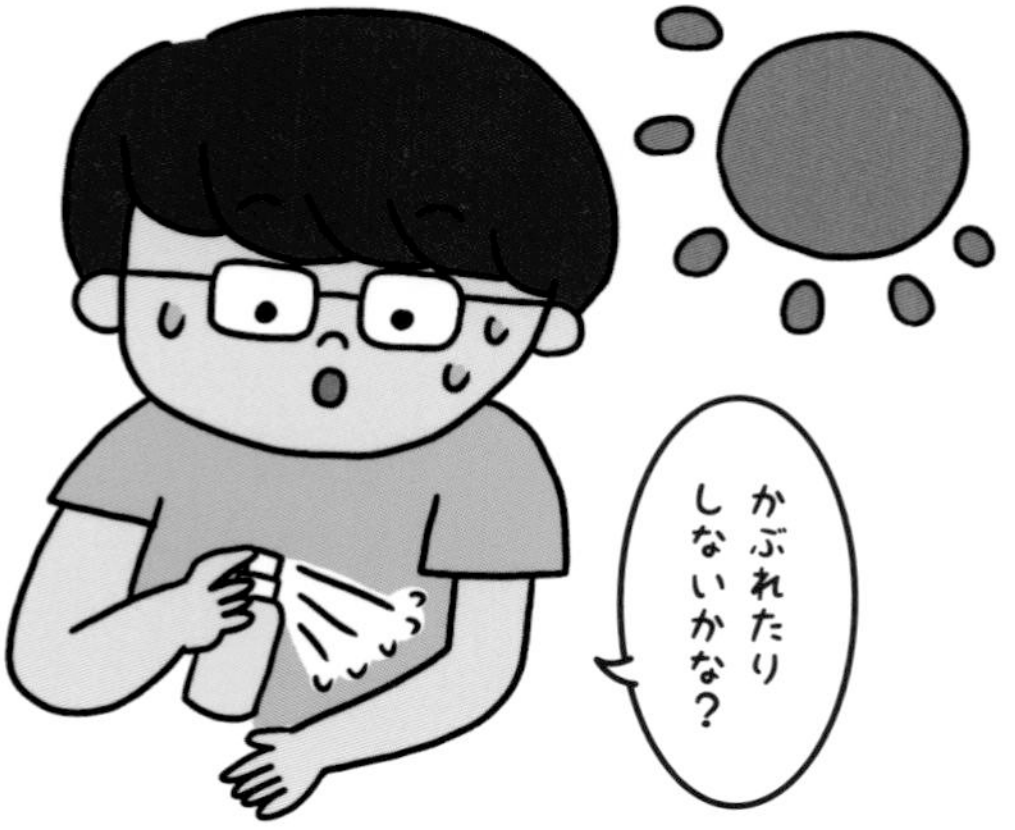
試し塗りをしてみて
肌に異変がなければOK！
かぶれたりしないかな？

製品の選び方のポイント

日焼け止め

おすすめはノンケミカル（紫外線散乱剤配合）

日焼け止めには「紫外線散乱剤配合」と「紫外線吸収剤配合」の2つのタイプに分かれる。「紫外線吸収剤」は化学物質で構成されており、紫外線をカットする効果は高いが、皮膚が弱っているときには、かぶれや炎症を引き起こす原因になる。「紫外線散乱剤配合」のタイプは紫外線吸収剤配合」よりも効果が低くなるが、化学物質が少ない（ノンケミカル）ため、肌への刺激も少なくなる。

虫除けスプレー

おすすめはイカリジン

虫除けスプレーは「ディート配合」と「イカリジン配合」の2タイプに分かれる。「ディート」は一般的な虫除けスプレーに使用されている成分で、蚊、ブヨ、ノミ、イエダニ、アブ、マダニ、サシバエなど多くの種類の虫に対して効果を発揮する。ただし、肌への刺激が強いため6か月未満の乳児には使用できず、6か月以上2歳未満は1日1回、2歳以上12歳未満は1日1～3回と使用制限がある。一方で「イカリジン」は肌への刺激が弱く、乳児から使える。ただし対象となる虫は蚊、ブヨ、アブ、マダニのみになる。

試し塗りで肌がかぶれないかチェック

肌への刺激が少ないタイプを選んでも、体質や肌の状態によってはかぶれを起こすことがある。本格的に使用する前に、試用テストで自分の肌に合っているかを確認しよう。

❶ 1日2回　腕の一部に塗る
顔などの皮膚が薄い部分に塗る前に、腕の内側や肘などの皮膚が厚い部位に塗って、かぶれが起きないかを見る。塗った後は、必ずしっかり洗い流す。
❷ 様子を見ながら塗る
試し塗りで大丈夫だったとしても、使い続けているうちにかぶれることがある。刺激や炎症があらわれた場合は、速やかに中止する。

肌を刺激しない衣服の選び方

ゴワゴワ、チクチクは×
やさしい肌触りを優先する

衣服で大切なのは
素材より肌触り!

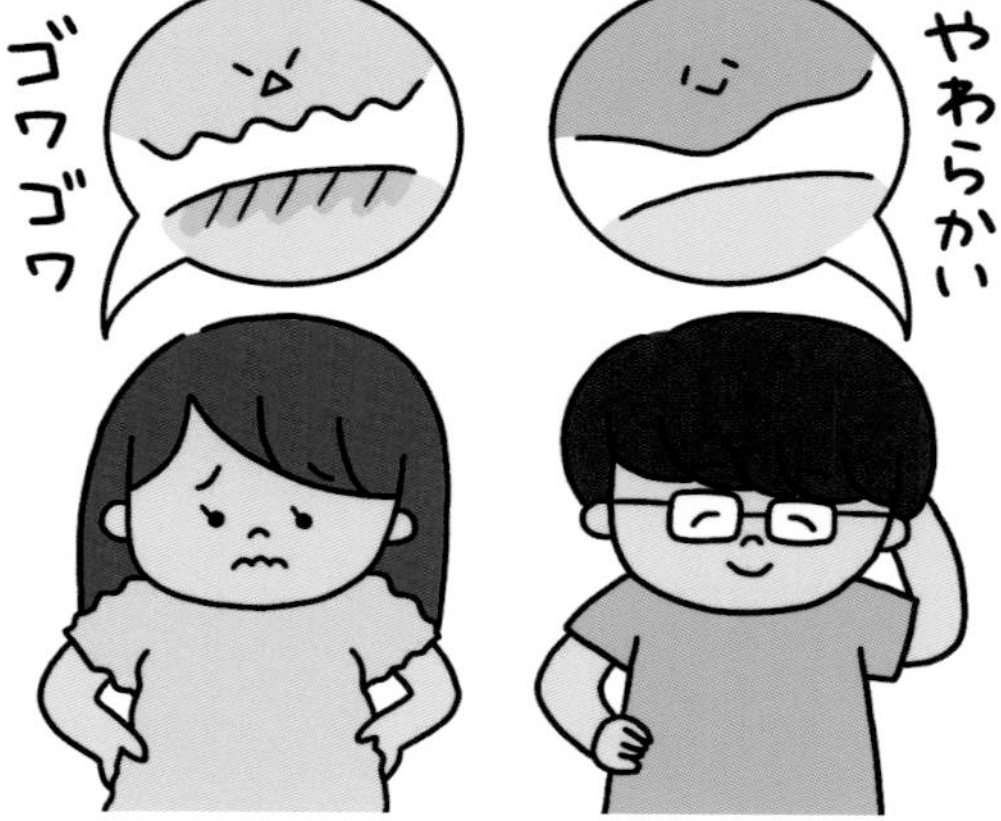

アトピー患者は、着ている衣服の布が肌に触れただけの軽い刺激でも、強いかゆみを感じることがあります。そして、その強いかゆみがさらなるかゆみを招くという現象にさいなまれてしまいます。

「アトピー性皮膚炎治療ガイドライン2018」によると、衣服は「肌に密着するもの、通気性の悪いもの、ゴワゴワした素材や縫い方などで機械的刺激となるものは避け

肌への刺激が強い衣服の特徴

○ 肌に密着する

衣服の生地が肌に当たることで刺激を感じ、かゆみが発生する。

○ 通気性が悪い

通気性が悪いと肌が蒸れ、熱気や汗によって肌にダメージを与える。

○ ゴワゴワした素材

肌触りの悪い生地が肌にこすれることで、かゆみが発生する。

○ 縫い目がある生地

縫い目のチクチクが肌を刺激し、かゆみが発生する。

る。また羊毛や合成繊維が刺激になる場合もある」とあります。

よくアトピーなどの敏感肌の人には、綿や絹などの天然素材は○、ナイロンやフリースなどの化学繊維は×、といわれますが、実は科学的根拠はとくにありません。

また繊維そのものではなく、繊維に含まれる染料や、衣服のシワや縮みを防ぐために使われる化学物質であるホルムアルデヒドや樹脂などにかぶれる（かゆみを感じる）こともあります。

これらから考えると、素材よりもまず、やわらかくて肌触りのよいものを最優先し、染料や化学物質が添加されていないものならさらによし、ということがいえます。また、生地の縫い目やタグ、レースの部分がチクチクする場合もあるので気をつけましょう。

肌への刺激が少ない洗濯洗剤を選ぶ

衣服への残留が少ない
石けん洗剤がおすすめ!

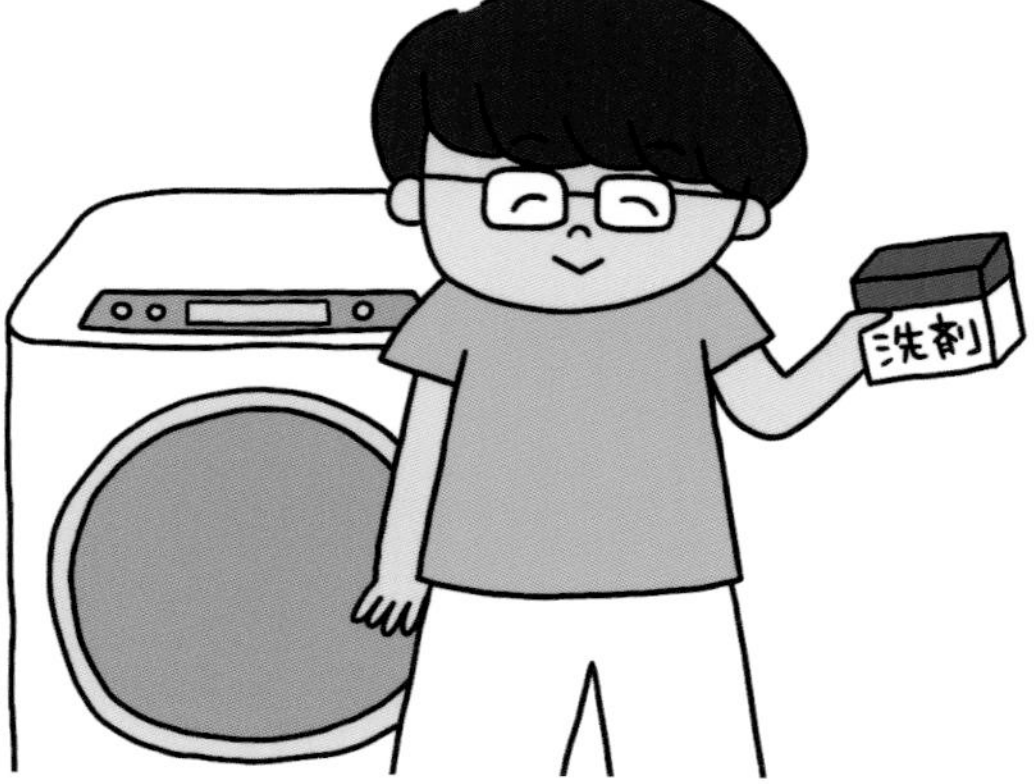

石けん洗剤と合成洗剤 どちらもすすぎをしっかりと

衣類を洗う洗濯用洗剤の選び方で、敏感なアトピー肌への刺激を抑えることができます。洗濯用洗剤には大きく分けて「石けん洗剤」と「合成洗剤」の2種類があり、どちらも界面活性剤という化学物質が作る泡で、汚れを包み込んで落とす仕組みを利用しています。この界面活性剤が衣服に残留していると、肌を刺激してダメージを与えてしまうのです。とくに合成洗剤に使われている「陰イオン界面活性剤」は石

洗剤の違いによるメリットとデメリット

石けん洗剤

○ 洗浄力(弱)

液体石けんと固形石けんに分けられる。液体石けんは液状にするために、石けん成分が少ない。

○ 肌への影響(少)

動植物の油脂とアルカリから作られている。構成する成分が少なく、肌への刺激が少ない。

合成洗剤

○ 洗浄力(強)

石けん以外の石油や油脂などの化学物質で作られた洗剤。石けん洗剤より水に溶けやすく洗浄力に優れている。

○ 肌の影響(多)

多くの化学物質で構成されているため、肌への刺激が強く、アレルギー反応を起こす可能性がある。

けん洗剤よりも肌を刺激します。そのため、アトピー患者には石けん洗剤のほうがおすすめです。しかし、洗浄力では石けん洗剤のほうが劣るため、ケースバイケースで使い分けるのがいいでしょう。どちらを使用する場合でも、できるだけ洗剤が残留しないよう、しっかりとすすぐことが大切。石けん洗剤も石けんかすが残ることがあります。洗剤が溶けやすいように40度前後のお湯を使ったり、すすぎ回数を増やしたりするなどを心がけましょう。

また、柔軟剤を使うことで、衣服の毛羽立ちやチクチクによる肌への刺激が軽減しますが、香りが強いものやすすぎが不十分な場合、残留成分がアレルギー反応を起こしてしまう可能性があります。様子を見て、肌に合わないようなら使用を中止しましょう。

除去食や糖質制限では改善しない？

体を作る大事な食べ物自己流の除去は危険

アトピー患者は食物アレルギーを併発していることが多く、その場合は適切な医師の指導の下で「除去食（アレルゲンである卵や小麦を取り除いた食事）」を行う必要があります。ただし、ネットやSNSを情報源にした自己判断や、民間療法による除去食は大変危険なためやめましょう。

こうした自己流の除去食では、食物アレルギーの反応が出ていないにもかかわらず、「予

素人の自己判断での除去食は危険！

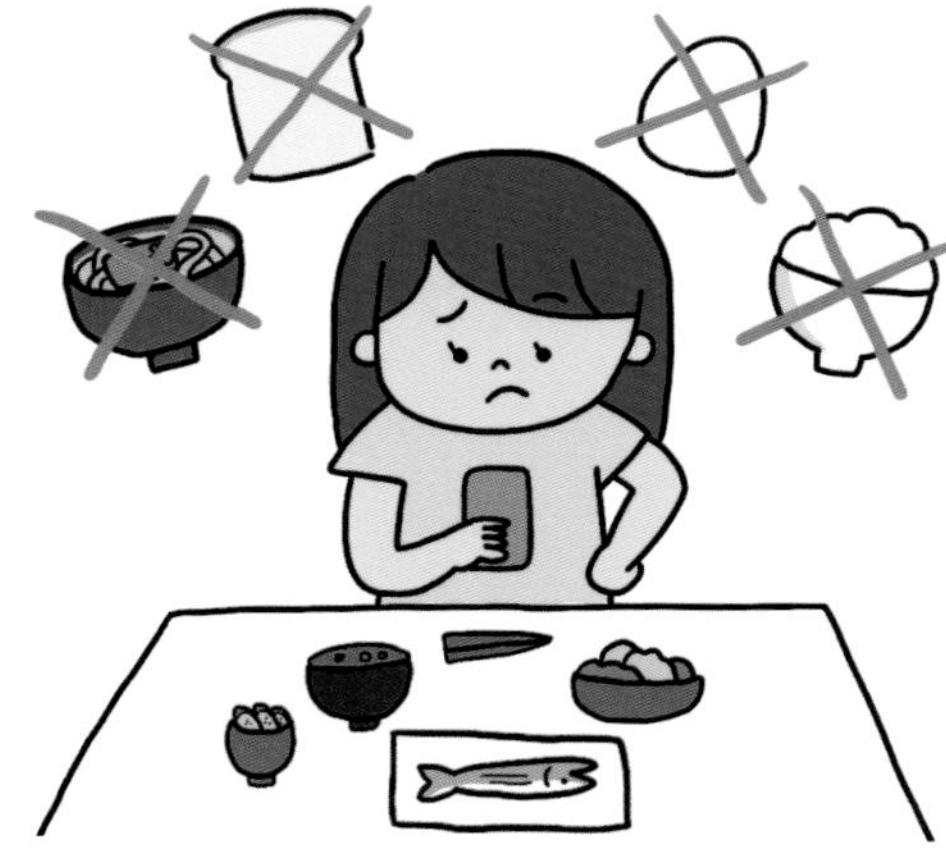

注意するべき危険な症状

成長障害

誤った除去食によって乳幼児期から10代にかけての成長期に必要な栄養素を摂取できなかった場合、身長や体重が年齢に応じた標準から、大きくかけ離れてしまうことがある。命に関わるような危険な状態となることもある。

低血糖症

過度な糖質制限によって、規定値よりも異常に血糖値が低くなる症状。イライラしたりぼーっとしたりするほか、強い空腹感やふるえ、冷や汗、動悸などが起こる。重症になると意識がなくなり、命に関わることもある。

防」のために食事からアレルゲンを取り除くといったケースも見られますが、アトピー治療に効果はなく、逆に体の健康を損なう可能性があります。とくに子どもの場合は、極端な除去食によって日常生活で食べられるものがほとんどなくなり、「成長障害」をきたすというケースもあります。

また、巷ではダイエット方法にも使われる「糖質制限」がアトピー治療にも有効と騒がれていますが、現在、糖質制限がアトピーに有効であるという研究結果やエビデンスはありません。素人の判断による過度な糖質制限は効果がないだけでなく、「低血糖症」になったり、体を壊す可能性もあります。

ネットなどにあふれている科学的根拠のない情報には注意が必要です。

チョコやコーヒーによる金属アレルギー

食物に含まれる金属でアトピーの症状が出る

飲食物の鉄分や亜鉛で金属アレルギーが起こることがある!

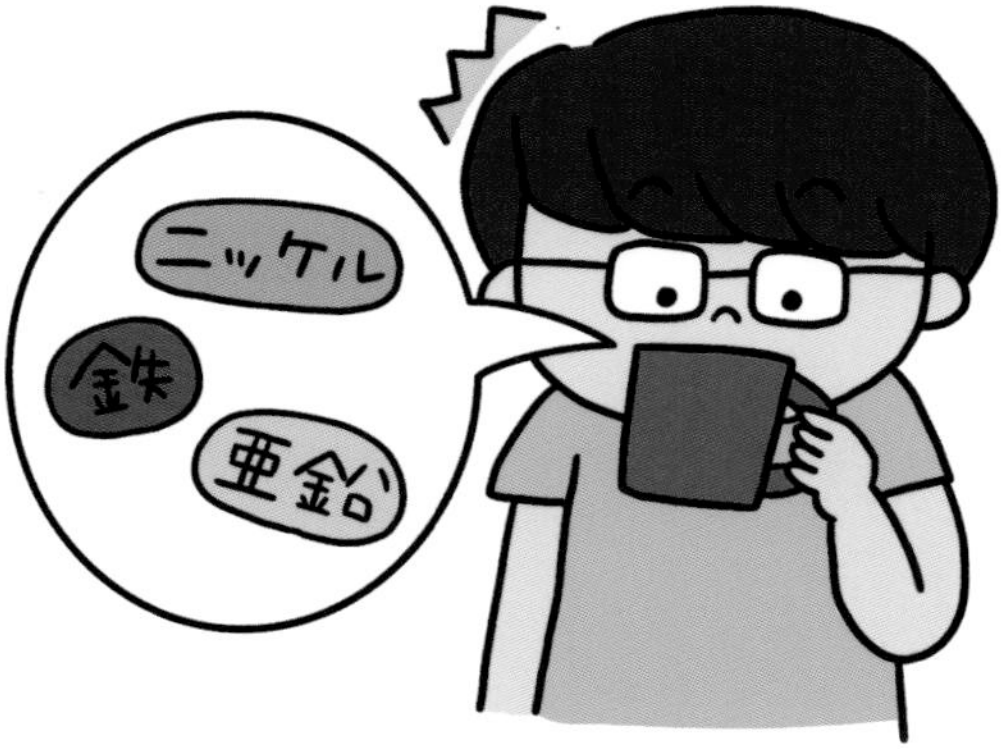

金属アレルギーというと、ピアスやネックレスなどの貴金属にかぶれることをイメージするかもしれませんが、実は食品にも金属は入っています。例えば、チョコレートの原材料であるカカオにはニッケルという金属が含まれています。とくにカカオ成分が70%以上の高カカオチョコレートには、通常のチョコレートに含まれる1.9～3.8倍のニッケルが含まれており、金属アレルギーを持ったアトピー

金属アレルギーの確認の流れ

STEP1. パッチテストで陽性になる

コーヒーや高カカオのチョコレートを摂取したときにアトピーの症状が悪化している可能性がある場合、病院で金属アレルギー用のパッチテストを受ける。陽性だった場合は次のステップへ。

STEP2. 1～2週間、金属を含む飲食物を制限

ニッケルや鉄分などの金属を含む飲食物を制限する。コーヒーやチョコレート、ココアなどが該当する。

↓

アトピーの症状が改善したら金属アレルギーの可能性がある!

患者が高カカオチョコレートを食べると、症状が悪化するおそれがあるのです。ニッケルはカカオだけでなく、コーヒーやココアにも含まれています。

金属アレルギーについてもう少しお話しすると、このアレルギーはアトピーの中でも内因性アトピー（皮膚のカサカサが少なく、IgEは正常範囲内か少し高め、鼻炎や喘息の合併は少ない）の人に多く見られ、女性に多いのが特徴です※7。金属パッチテストで簡単に調べることができるので、貴金属で肌が赤くなったり、かゆみが出たりしたことがある人は調べてみるとよいでしょう。

またこの金属アレルギーは歯の治療で使用した金属が、長い年月を経過して影響してくることもあります。

ダニを減らすためのテクニック

ダニの完全駆除は不可能でもできるだけ増やさない工夫を

アトピーを悪化させる最大の環境要因に、ダニ、ホコリなどのハウスダストがあります。「アトピー性皮膚炎診療ガイドライン2018」でも寝具の掃除機がけや、防ダニシーツを使うことを推奨しています。しかし防ダニグッズや空気清浄機を使えば、アトピーが必ず改善されるわけではありません。衛生的な環境は必要ですが、過度に神経質になったり、高価な除菌装置を購入したりする必要はありません。

ダニの繁殖を防ぐことでアトピーの悪化を抑える

- 床材はフローリングにする
- 絨毯は敷かない
- 週に1度は掃除をする
- ソファーは革製品にする

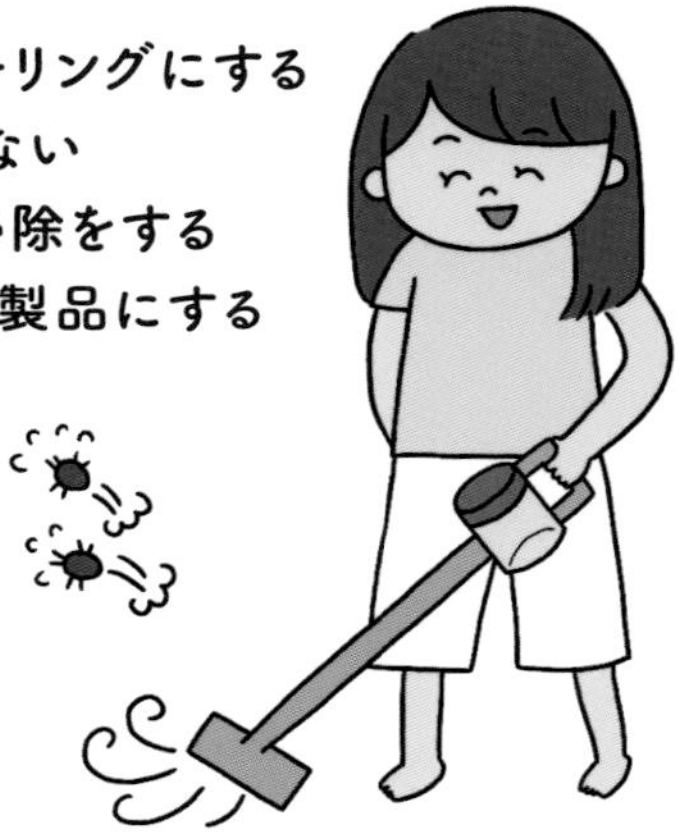

ダニの温床となる寝具

ダニが繁殖する条件

- エサ
- 湿度
- 温度

ダニは高温多湿を好み、髪の毛やフケ、アカなどをエサにする。布団やシーツなどの寝具は寝ている人間の体温で温められ、寝汗によって湿度が上がるため、ダニが繁殖する好条件となる。

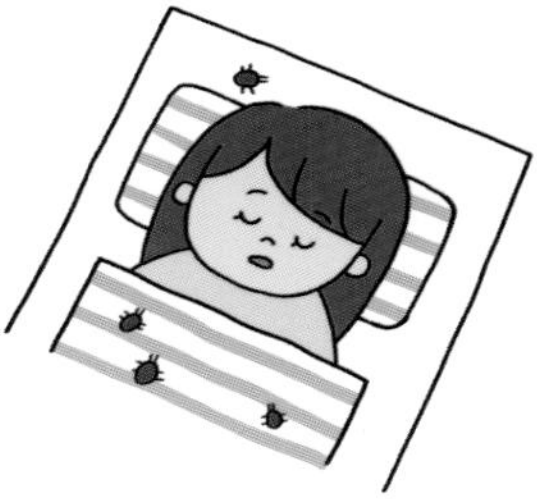

↓

寝具のダニ対策方法

○ 掃除機をかける

布団に掃除機がけすることで、ダニを吸いとるほか、ダニのふんや死骸、ホコリを取り除く。表裏の両面に布団1枚あたり5 ～ 10分かけるとよい。

○ 丸洗いする

ダニのエサとなるフケやアカなどを洗い落とすことができ、ダニの繁殖を抑える効果がある。クリーニングに出すのが一般的だが、近年は自宅で洗える布団も販売されている。

○ 防ダニシーツ

ダニを寄せつけない、侵入を防ぐなどの加工がされた寝具用のシーツ。低価格のものもあり、入手しやすい。フケやホコリは溜まるため、こまめに洗濯することが重要。

空気洗浄機の効果は?

ダニや花粉、ハウスダストなどのアレルゲンを取り除く効果のある空気洗浄機。しかし、現状ではアトピー改善に役立ったという研究報告はまだなく、必須というわけではない。

睡眠とアトピーの関連性は？

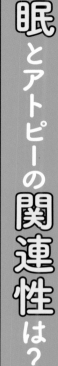

「かゆくて眠れない！」は誰しもがぶつかる壁

アトピー患者が日常生活に支障をきたしていると思うことのひとつに「睡眠」があります。アトピーに苦しんでいる人なら一度は「かゆくて眠れない！」と思ったことがあるはずです。また眠れたとしても、かゆみで目が覚めてしまう、眠りが浅いために日中も眠い、疲れが取れない、ということになり、これがストレスとなってアトピーが悪化する悪循環に陥ることもあります。

睡眠は時間よりも質が重要！

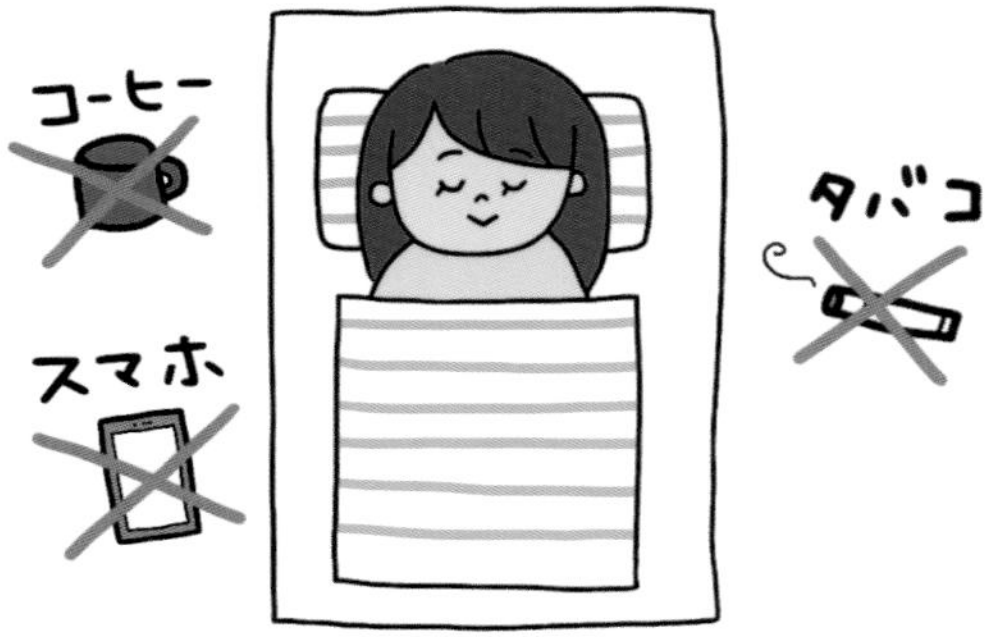

睡眠不足による影響

肌荒れ

睡眠不足によってホルモンの分泌が乱れ、皮脂が過剰分泌したり肌のターンオーバーに不調が生じたりする。その結果、バリア機能が低下して肌荒れに。

ストレスの増加

十分な睡眠が取れていないと、ささいなことでイライラしたり集中力がなくなったり、ストレスを感じやすくなる。そのストレスがアトピーの症状を悪化させる要因になる。

かゆみが起こる原因には、入浴や布団の中で体温が上昇する、夜間になると肌バリアの機能が落ちる、外部からの刺激が減ってかゆみの感覚が研ぎ澄まされる、などがあり、布団に入って寝ようとするとムズムズ…ということになるわけです。

アトピーで安眠できずに悩んでいるなら、まずはよい眠りを取るための基本的な注意事項を試してみてください。①寝る3時間前からカフェイン、タバコ、アルコールは取らない。②寝る2時間前から仕事、スマホなど神経を昂ぶらせることはせず、リラックスする。③毎日寝る時間を決め、生活リズムを作る、です。「眠れなくてもなんとかなる」と開き直る気持ちも大切。長期間続く場合は、医師と相談のうえ、治療薬の見直しを考えてみましょう。

タバコでアトピーは悪化する？

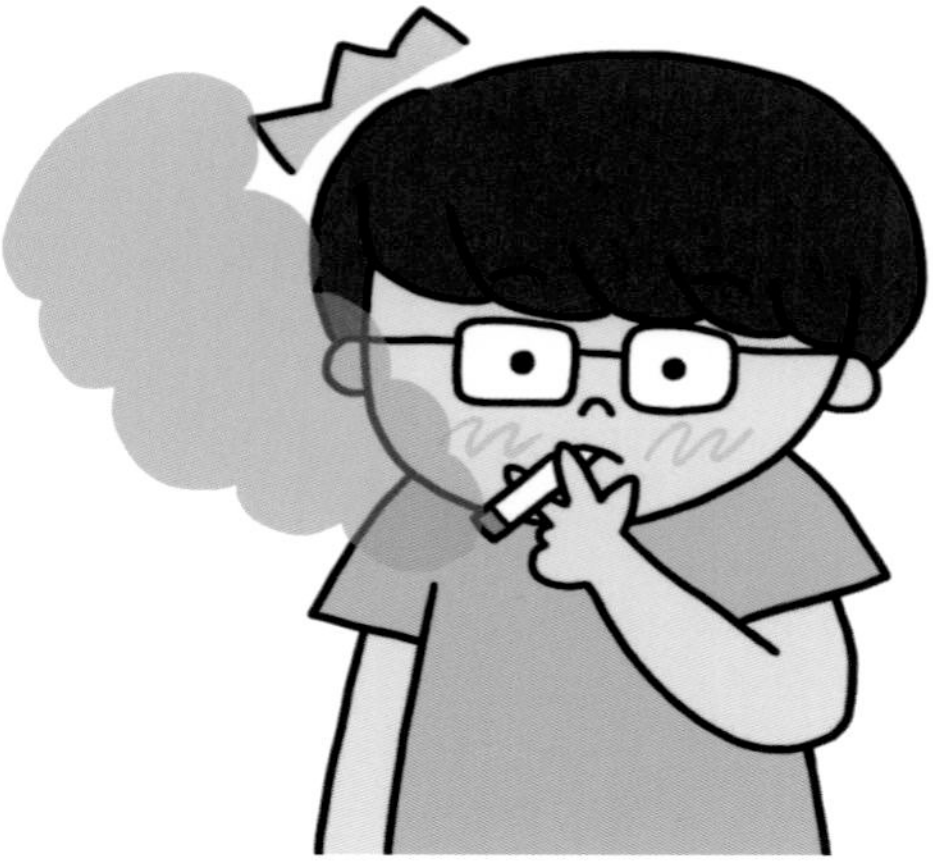

受動喫煙もアトピーの発症を高める

タバコについては、複数のがんとの因果関係があり、喫煙者にアトピー患者が多いという研究結果も多数あります。また受動喫煙がアトピーの発症を誘発する可能性も指摘されており、周りにタバコを吸っている人が多いと、吸っていなくてもアトピーを発症するリスクが高まります※8。タバコはリラックス効果もありますが、本人だけでなく、周りにも害を与えてしまうということをお忘れなく。

タバコとアトピーの関係

タバコに含まれる有害物質

タバコの煙には、ニコチン、タール、一酸化炭素のほか、5,300種類もの化学物質が含まれており、アレルギー反応を起こす可能性がある。また最新の研究では、アトピー素因がある人が喫煙すると、アトピーの発症、悪化が起こりうると指摘されている。

受動喫煙でアレルギーが悪化する

タバコは喫煙している人だけでなく、近くにいる人にも悪影響をもたらします。とくに子どもへの影響は顕著で、タバコの煙のタールなどが気道内に付着することで気管支喘息などのアレルギーを引き起こす。

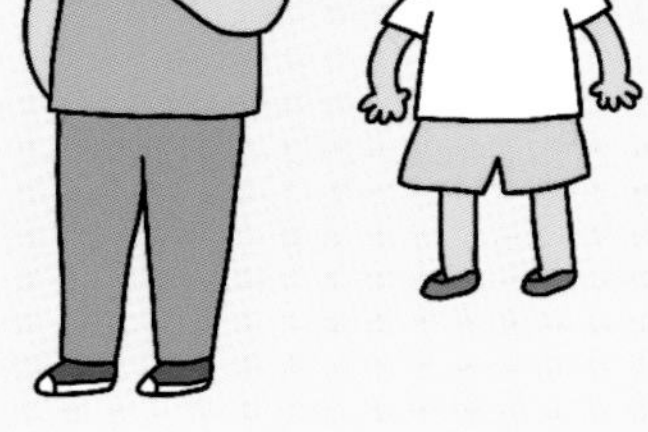

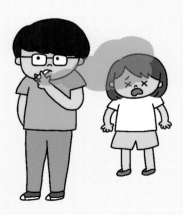

お酒でアトピーは悪化する？

アルコールで体が温まり
かゆみが増す！

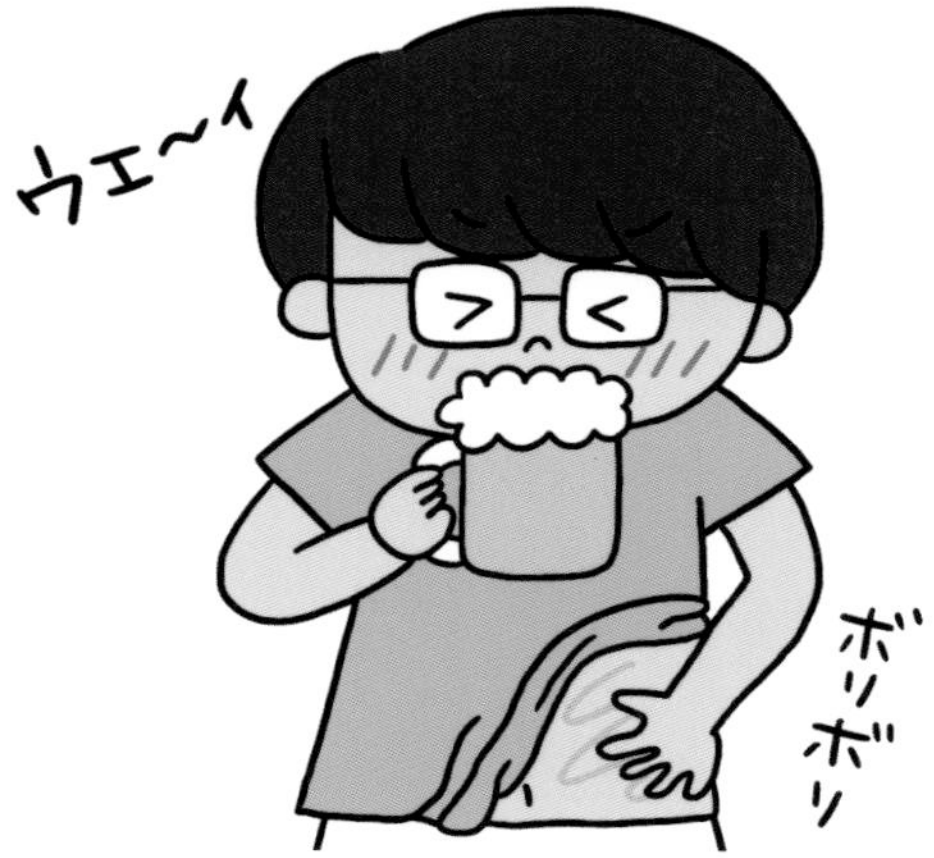

アトピー患者の「あるある」は酔って皮膚をかき壊すこと

お酒を飲むと体がかゆくなることがありますが、これはアルコールを摂取した結果、血流がよくなったため。さらに利尿作用が進んで肌が乾燥すると、かゆみが増します。麻酔作用があるため、かいても痛みが少なく、かき壊してしまうことも。アルコールは食事を楽しくし、ストレス発散にもなりますが、アトピー患者にとっては炎症を悪化させかねません。ほどほどが肝心です。

飲酒とかゆみの関係

アルコールを摂取する

↓

血管が拡張する

↓

かゆみが増す

↓

我慢ができずに引っかく

↓

炎症が悪化する

アルコール自体にアトピーの症状を悪化させる効果はないが、血流がよくなることでかゆみが増すことと、患部をかかないという自制心が緩くなるため、結果的に患部を悪化させてしまうことがある。

過度な飲酒の健康被害

アトピーの症状にかかわらず、過度な飲酒は健康を損なう。短時間での大量の飲酒は急性アルコール中毒を起こす可能性があるほか、アルコールの飲みすぎにより、肝臓やすい臓に負担をかけることになる。

ストレスでアトピーは悪化する？

上手に気分転換して かゆみを思い出させない

大人になってから発症する成人型アトピーは、ストレスが発症の引き金になることがあります。家庭や学校、会社などで、受験、多忙、プレッシャー、人間関係…などにより、子どものときに改善した症状が再発、悪化することも。例えば、焦っているときや緊張していると き、頭をかきむしったり、顔をこすったりしたことはないですか？　すると少し気分がすっきりして安心しますよね。それが慢性化する

ストレス発散のためにかいてしまう！

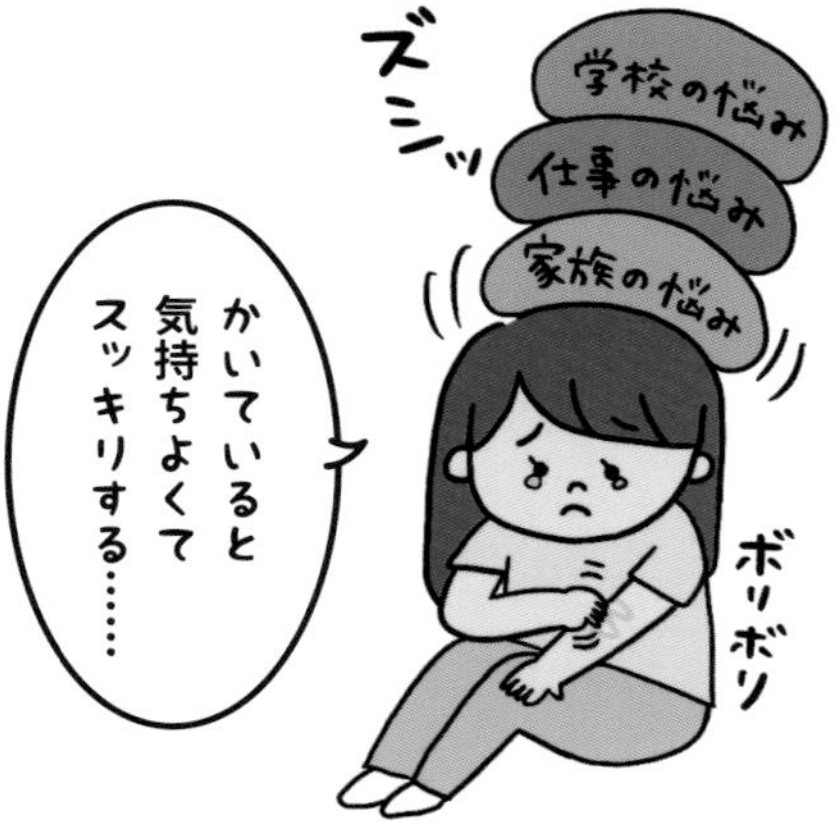
ズシッ
学校の悩み
仕事の悩み
家族の悩み
かいていると気持ちよくてスッキリする……
ボリボリ

ストレスへの対処法

スクラッチ日記

引っかいた部位や日時、かゆみの有無、理由などを記録しておきましょう。そうすることで、なにがスイッチになり引っかき行動が出たかがわかり、自分のストレスの原因の解明にもなります。

日付	時間	かいた部位	かゆみの有無	きっかけ

と、アトピーの炎症を悪化させてしまうのです。

「スクラッチ日記」をつけておくと、自分がどんなきっかけでいつかいているかという行動パターンがわかります。行動パターンがわかったら、できるだけその負のサイクルを作らないように心がけましょう。とはいっても、ストレスをゼロにすることは、ダニをゼロにするのと同じくらい、現代社会においては難しいこと。それよりも、かゆみを感じたときに気を紛らわす方法をより多く知っておくことが有効になります。

例えば、散歩する、ジョギングする、インターネットをする、ゲームする…何でも構いません。楽しいことを考え、行動する時間を作ると気分転換になり、そちらに気持ちが集中することでかゆみを忘れることができるのです。

ちゃんと知りたい
アトピーQ&A ❸

Q アトピービジネスとはなんですか？

A アトピー性皮膚炎の患者を狙った悪徳商法です。

アトピーは慢性的な炎症であるため、一般的な病気や怪我のようにはっきりと「完治」することがなく、長期的な治療で改善させていかなくてはいけません。また、正しい治療を行わないとどんどん悪化してしまうため、重症化した患者は大きな精神的負担を負います。
こうした患者を狙い、標準治療から外れた民間療法による効果のない健康商品やサプリメントを売る悪徳商法のことを「アトピービジネス」といいます。

以下に当てはまる医師や業者はアトピービジネスの可能性があります。

- ☑医療機関や製薬会社以外の一般企業が母体
- ☑体内の毒素を出すという売り文句がある
- ☑ステロイドについて過度な不安を煽る
- ☑エビデンスが体験談しかない

3章
乳児のための アトピー最新情報

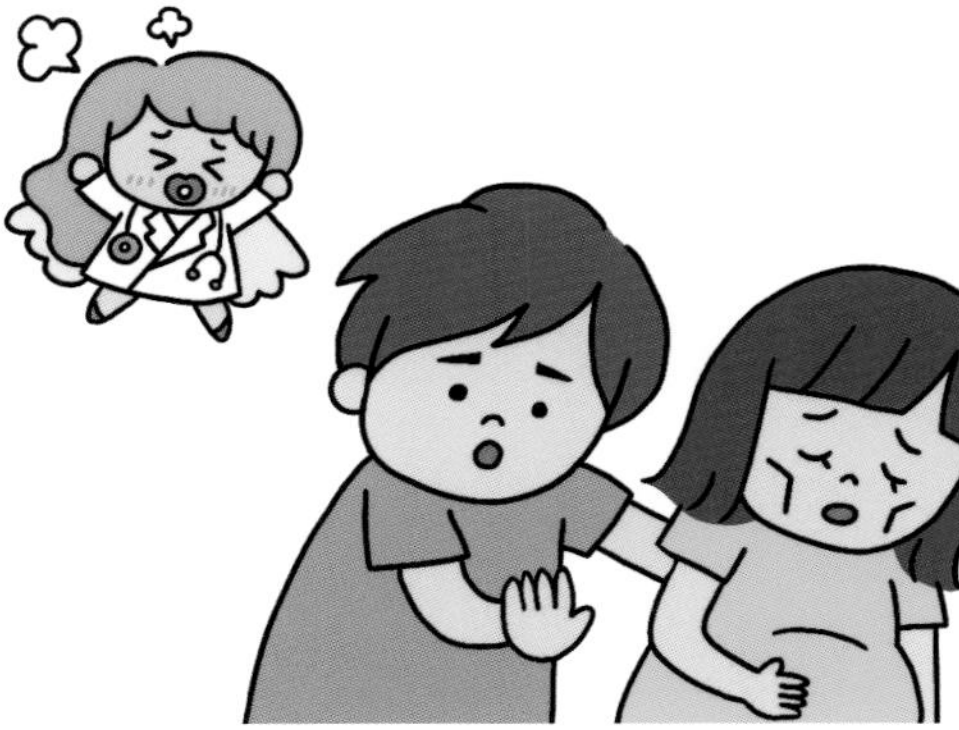

妊娠中や授乳中のお母さんの中には、
古い医療情報を信じていたり実践したりしている人も。
最新医学のアトピー情報を知ろう。

赤ちゃんもアトピーになる？

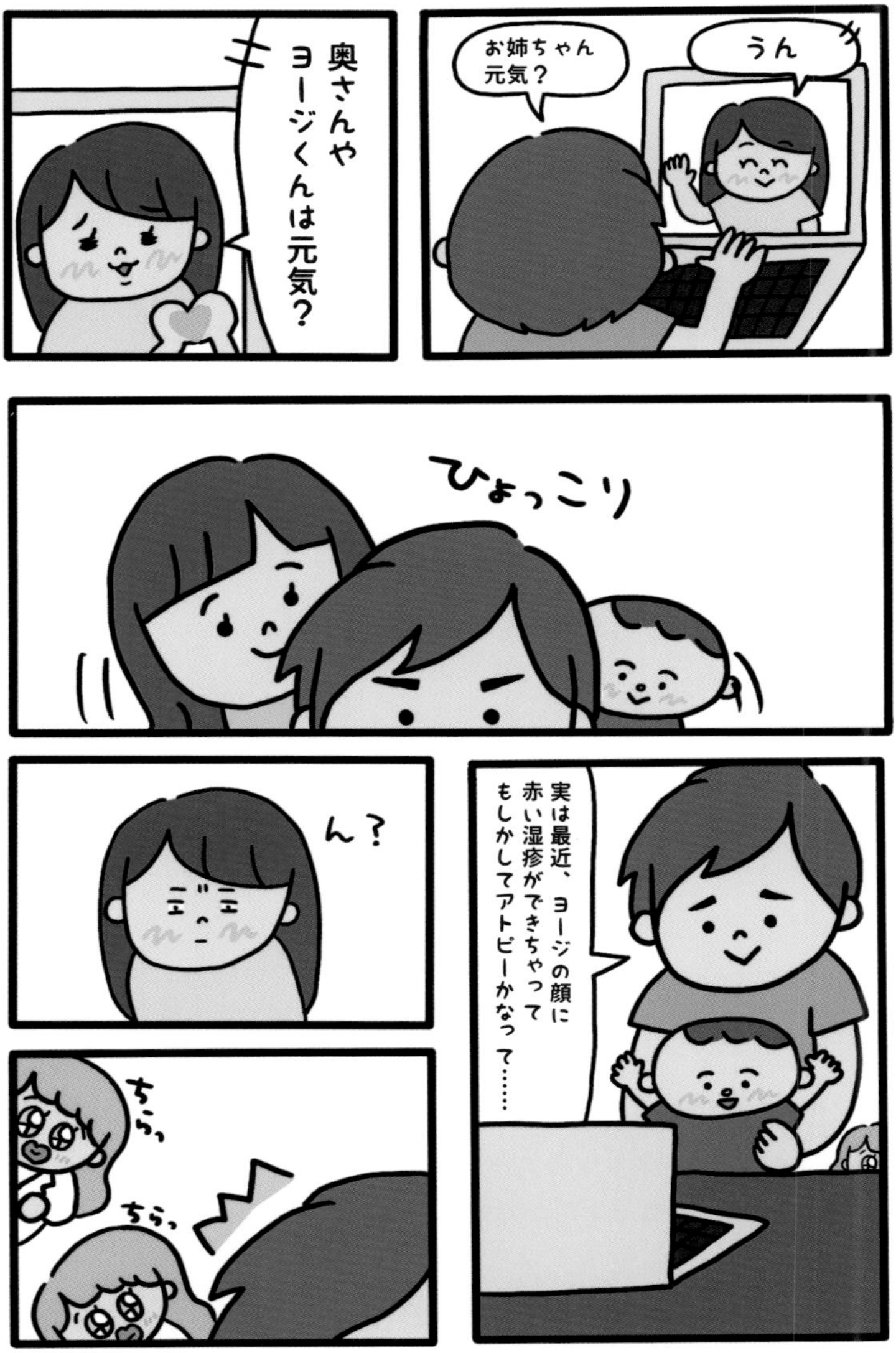
お姉ちゃん元気？
うん
奥さんやヨージくんは元気？
ひょっこり
実は最近、ヨージの顔に赤い湿疹ができちゃってもしかしてアトピーかなって……
ん？
ちらっ
ちらっ

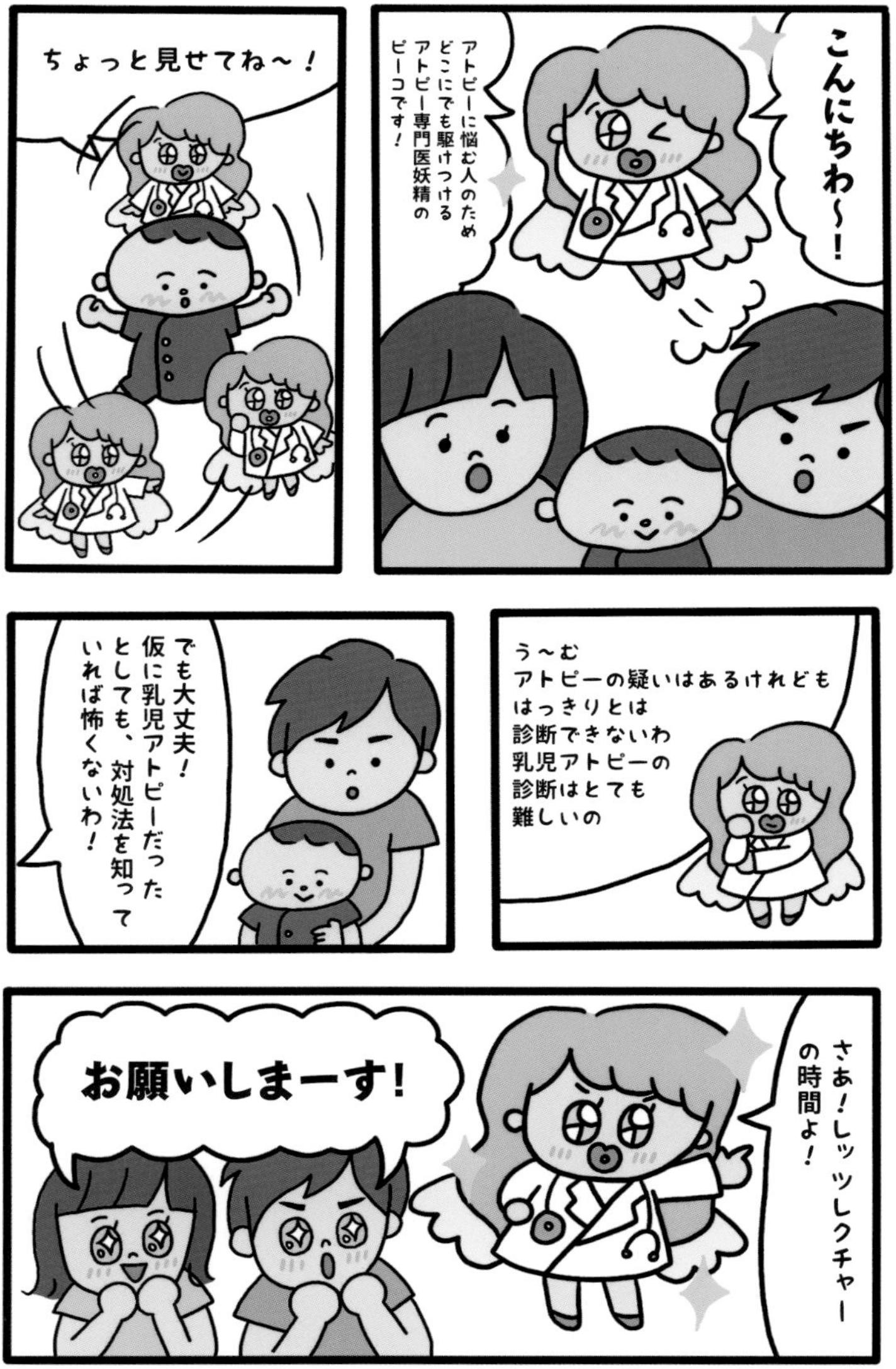
こんにちわ～！
アトピーに悩む人のため
どこにでも駆けつける
アトピー専門医妖精の
ピーコです！
ちょっと見せてね～！
う～む
アトピーの疑いはあるけれども
はっきりとは
診断できないわ
乳児アトピーの
診断はとても
難しいの
でも大丈夫！
仮に乳児アトピーだった
としても、対処法を知って
いれば怖くないわ！
さあ！レッツレクチャー
の時間よ！
お願いしまーす！

乳児のアトピーは判断しにくい？

2か月以上続いていると
アトピーかもしれない？

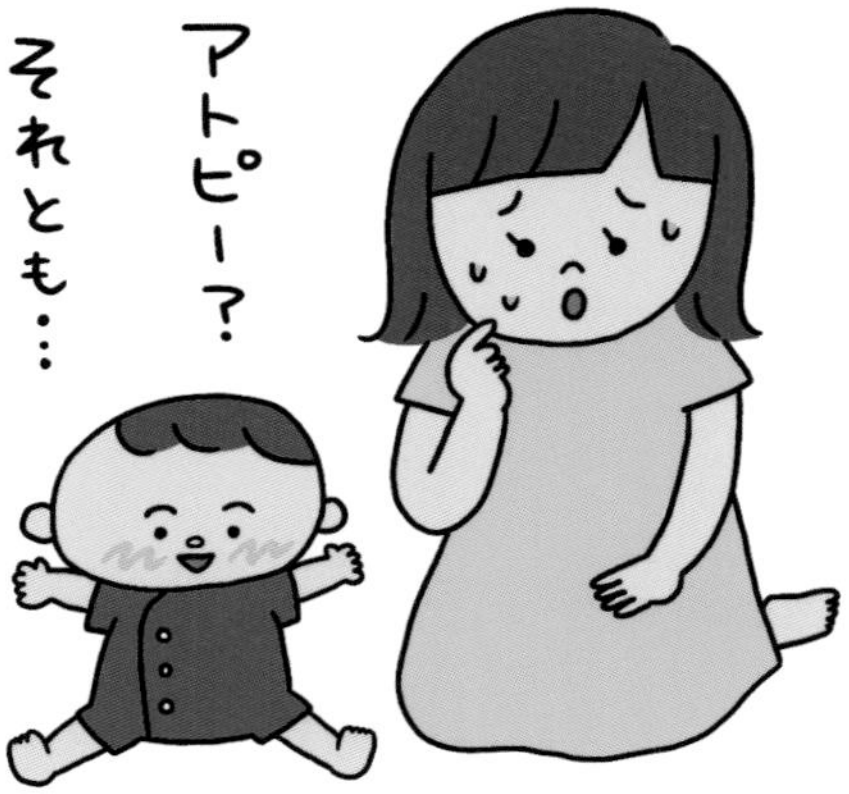

産まれたての赤ちゃんは
肌トラブルの連続

　乳児アトピーには、子どもや大人とはまた違う注意点があります。そのひとつとして、まず赤ちゃんに湿疹ができた場合に、医師に受診してもそれがアトピーかどうかの判断が難しいケースがあるということです。産まれたばかりの赤ちゃんは、みんなつるつるの「たまご肌」だと思われていますが、実は赤ちゃんにこそ肌トラブルがいっぱい。

　乳児期は皮膚のバリア機能が弱いため、「新

乳児アトピーの特徴

症状：生後2か月頃から全身に左右対称に湿疹が広がる。肌が乾燥して赤いポツポツや、水気のあるジュクジュクした炎症などがある。

部位：頭や顔周りの湿疹から始まり、腹部や背中、手足に左右対称に広がるように発症する。

時期：生後2～3か月頃から発症。

診断の基準：乳児期で2か月、それ以降では6か月以上症状が続く。

生児ざ瘡《そう》」「脂漏性皮膚炎」「接触皮膚炎」「皮膚カンジダ症」などの皮膚の病気にかかりやすく、これらの肌トラブルも含めて多くの肌の困った状況をまとめて『乳児湿疹』と表現している場合があります。生後半年ぐらいまでの間はこれらの肌トラブルが起こることがあるので、赤ちゃんの症状がアトピーかどうかを慎重に判断しています。

アトピーかどうかを見極めるには、『かゆみ』『症状が続く期間』『特徴的な部位の湿疹』に注目します。乳児期のアトピーの症状が続く期間の目安は2か月です。乳児湿疹の多くは適切なケアを行うと短期間で改善しやすいからです。アトピーの特徴は上にまとめました。判断が難しい乳児期のかゆみは、次ページを参考にしてみてください。

乳児のこんな動きはアトピーのサイン

アトピー特有の「かゆがり行動」を確認

変な動きをしていたら かゆがっているのかも!

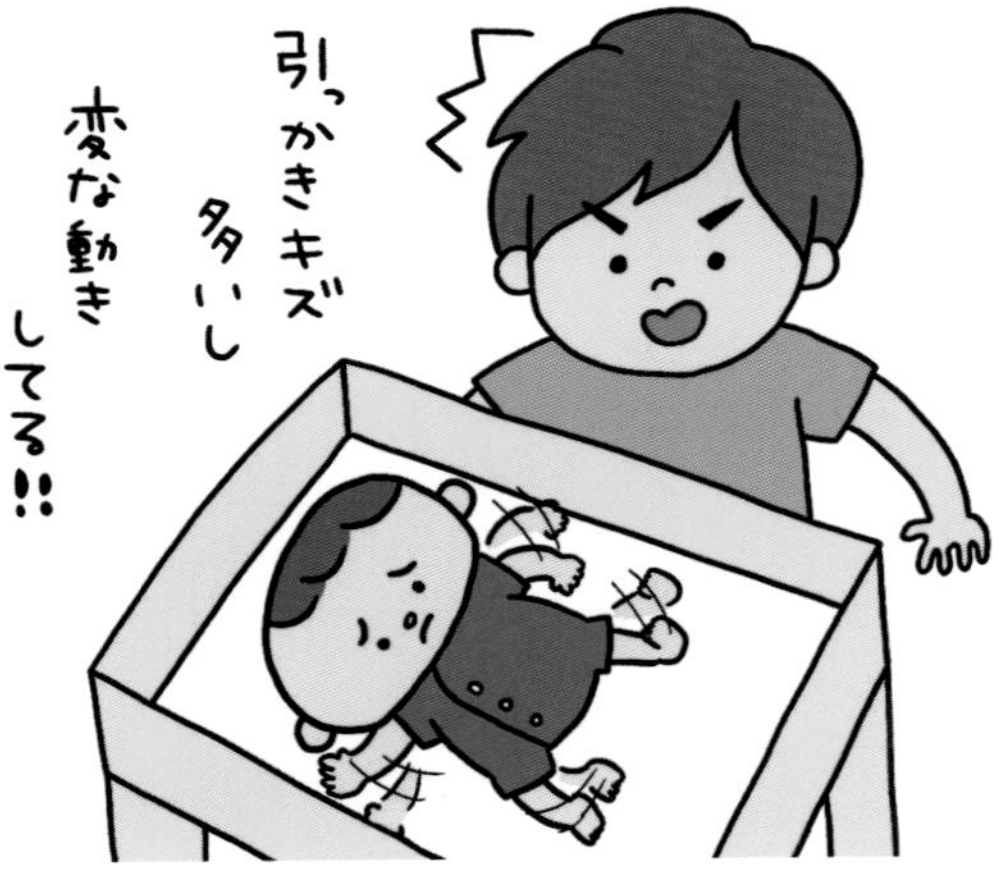

赤ちゃんは言葉で「かゆい〜!」と訴えることはできませんが、行動をよく観察してみると、「かゆがり行動」でそのサインを出していることがあります。赤ちゃんのからだの運動機能は未発達ですから、からだをこすりつける行動をしていることが多いです。抱っこすると顔をこすりつける、寝かせると寝具に背中をこすりつける、左右の足をクロスしてこすり合わせる、などの動きは要注意。

乳児のかゆがり行動

サイン❶

足をこする

左右の足をクロスして、かゆい部位をこすり合わせる。

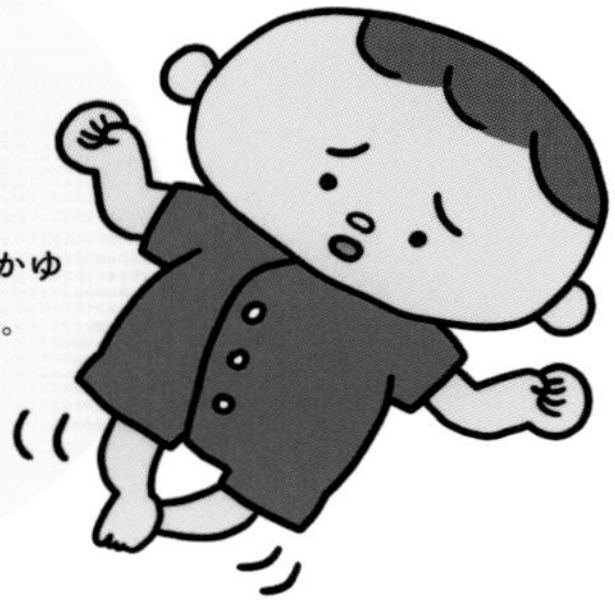

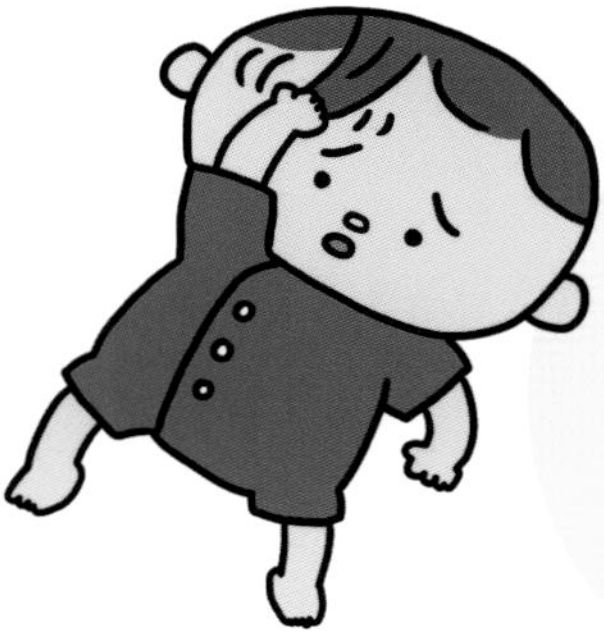

サイン❷

髪を引っ張る

髪をつかみ上下に引っ張る。頭を振るなどする。髪が抜けることもある。

サイン❸

体をくねくねする

背中などのかゆい部位を床やシーツにこすりつけている行動。

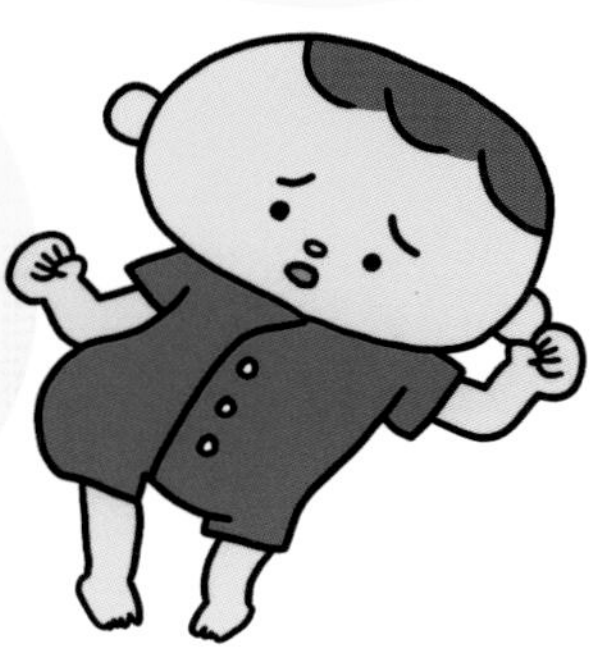

乳児の症状が出やすい部位

頭から手足に広がり 左右対称に炎症が出る

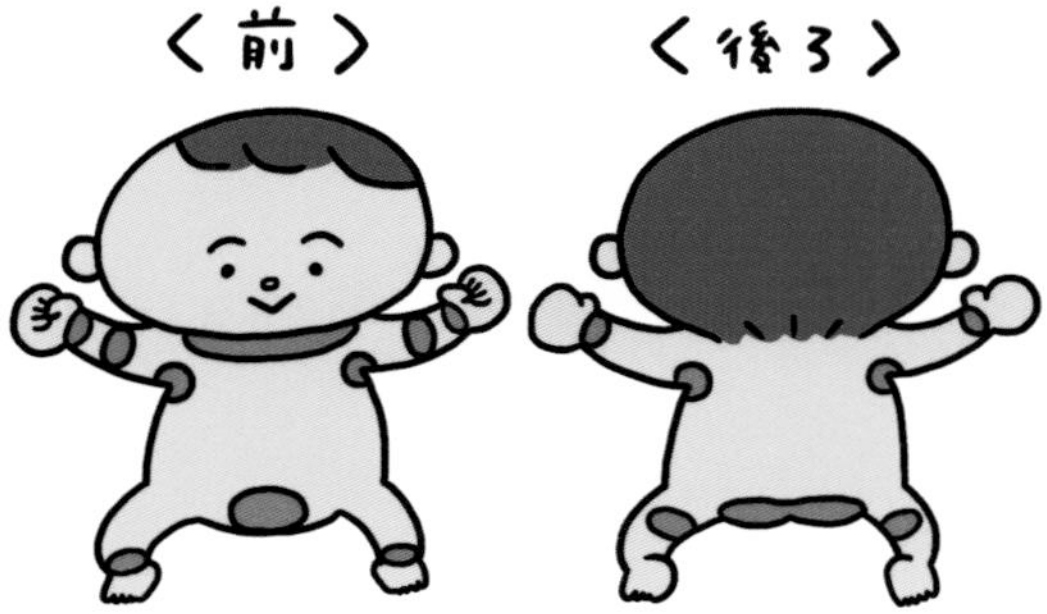

頭皮や額、頬、口の周りから炎症が起こる。

頭髪の生え際や耳の周りから炎症が起こる。

外部刺激や摩擦が起こりやすいところに発生

「アトピー性皮膚炎診療ガイドライン2018」によると、乳児のアトピー症状の経過は「頭、顔にはじまりしばしば体幹、四肢に下降」とあります。また左右対称に症状が出ることも特徴のひとつで、皮膚と皮膚が重なる部分（耳たぶや首のつけ根）や関節部分（手首、足首）に多く見られます。成長とともに炎症が出やすい場所は変わり、幼少期は首や関節、思春期は上半身にできやすくなります。

年齢別で症状の出やすい部位

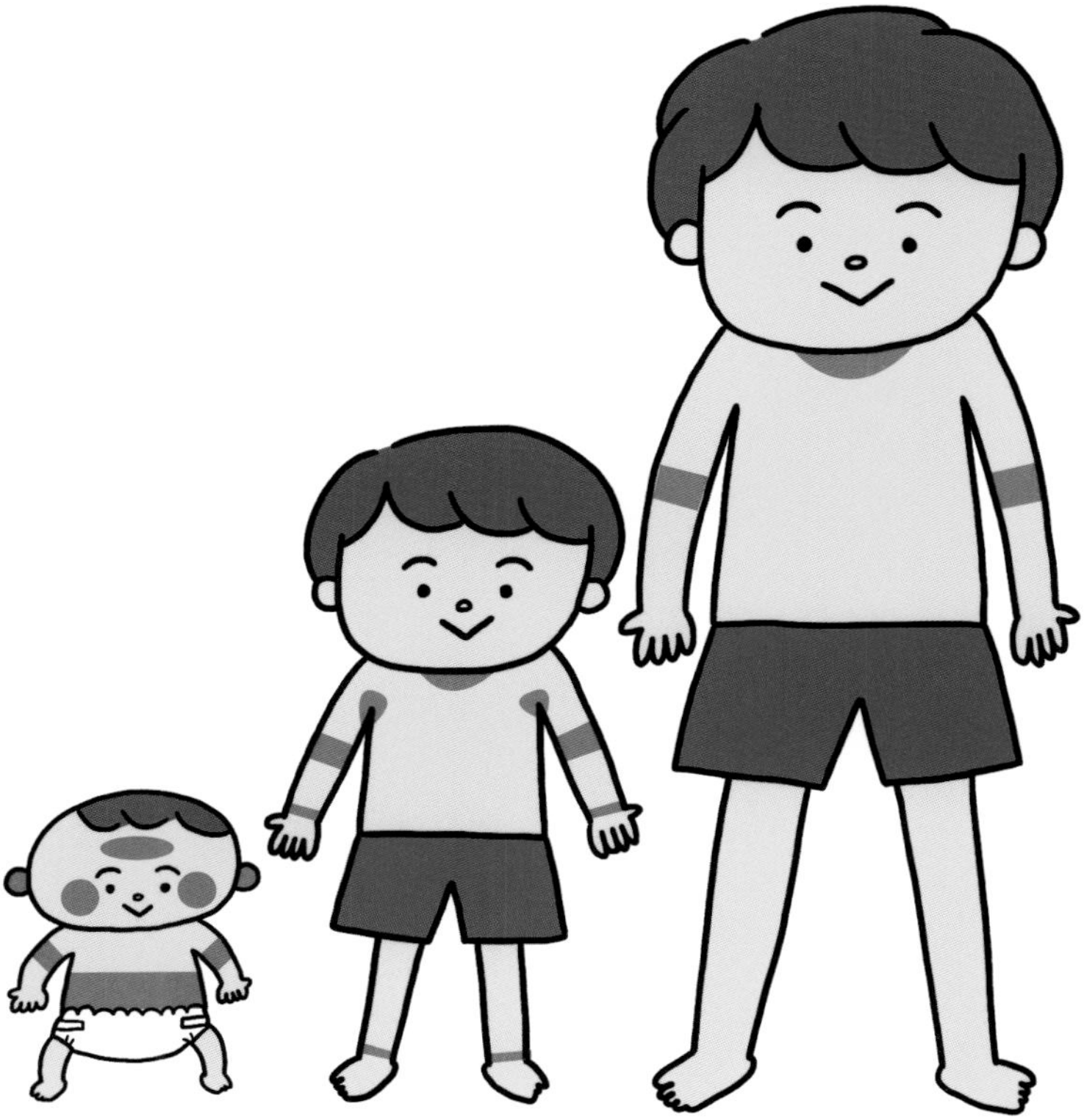

乳児

最初に頭や顔周りにでき、胸や背中、手足へと広がっていく。

子ども

首周りや体幹を中心に、肘や膝などの関節の内側にできる。

大人

顔周りや上半身を中心に、肘や膝などの関節の内側にできる。

薬を塗るのは肌を甘やかすことではない！

乳児期にケアすることで治る確率がアップする！

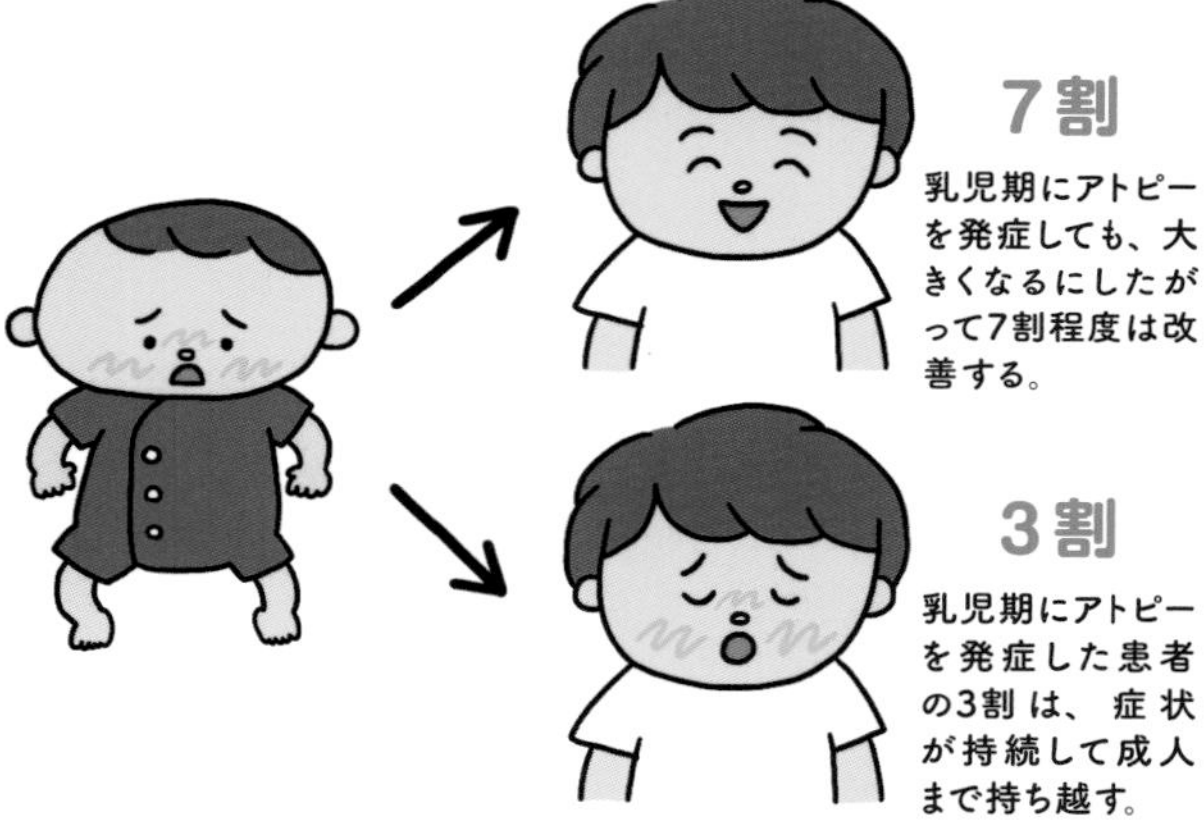
7割
乳児期にアトピーを発症しても、大きくなるにしたがって7割程度は改善する。
3割
乳児期にアトピーを発症した患者の3割は、症状が持続して成人まで持ち越す。

乳幼児期の肌は過保護くらいがちょうどいい

赤ちゃんのうちから保湿したり、ステロイドを塗ったりしていると「肌を甘やかすと自力で治る力がなくなる」という人もいます。確かにアトピーの子どもの7割は、10歳までに自然に症状が改善されるというデータがあります[※9]。しかし、12歳から26歳までの患者でアトピーから離脱できたかを検討した7つの研究によると、1万3515人の追跡では、ほとんど離脱できなかったという結果になって

アトピー肌と感作の関係

アトピーが重症化すると、ほかのアレルギーを発症する可能性が高まる!

皮膚に炎症がある

肌が乾燥することでバリア機能が低くなり、皮膚に炎症を起こしやすくなる。

↓

感作が起こる

炎症のある皮膚にくっついたアレルゲンに対し、感作（アレルゲンに対するIgE抗体が作られること）が進み、アレルギー反応を起こしやすくなる。

↓

ほかのアレルギーが発症

皮膚の炎症から感作が進むと、食物アレルギーや気管支喘息などを発症しやすくなる。

います※10。すなわち、大人になるまで持ち越してしまうと治りにくくなるかもしれないということです。

湿疹が長引くと、皮膚からアレルギー体質を獲得する、経皮感作（アレルギー体質を表すIgE抗体ができること）が進みます。皮膚の炎症は「アレルギーマーチ」のきっかけになるかもしれないのです（→P22）。一方で早めに皮膚の保湿をしっかり行うことで、食物アレルギーの発症を減らす可能性があるという研究結果もあります※11。

乳児期に皮膚の状態を早めに改善させることが、その先のアレルギー体質へ進むリスクを減らすかもしれないという認識は、多くの専門家の共通した考え方になってきています。乳幼児期にこそ、肌ケアを丁寧にしましょう。

しっかり保湿でアトピーを未然に防ぐ

毎日保湿して皮膚のバリア破壊を防ぐ!

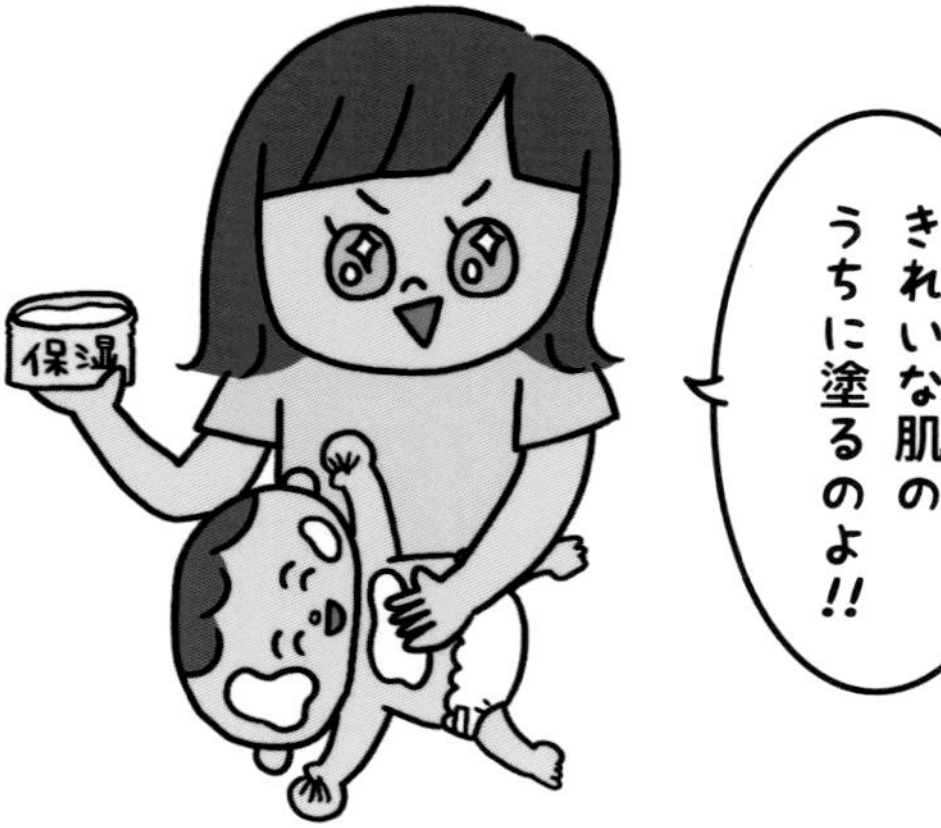

保湿こそ最大の予防!塗りやすいタイプを選ぼう

アトピーの発症は乾燥しやすい肌質や、両親のアレルギー歴など先天的な要素が大きく影響しています。では、そういった要素を持った人はアトピーになることを未然に防ぐことはできないのでしょうか。

実は赤ちゃんのときの処置で、その後のアトピー発症リスクを下げることができるのです。その処置とは、肌の保湿です。

新生児期から毎日保湿剤を塗ることで、前

保湿で発症のリスクが3割減少

国立成育医療研究センターが2014年に発表した研究。アトピー性皮膚炎になった経験のある親を持つ新生児118人を対象に、毎日1回以上、全身に保湿剤を塗るグループと、特別なスキンケアをしないグループに分け、32週間後に専門医が湿疹の状態を診断。その結果、保湿剤を塗ったグループは、アトピー性皮膚炎の発症率が約3割低かった。※15

アトピー素因を持つ新生児118人

1日1回以上、全身に保湿剤を塗布したグループ	皮膚が乾燥した部位にのみワセリンを塗布したグループ
↓	↓
32週間（約8か月）後	32週間（約8か月）後
19人がアトピーを発症	28人がアトピーを発症

述のようなアトピー発症リスクの高い赤ちゃんでも、アトピー発症率が3割減少したという研究結果（上記参照）があります。保湿によって皮膚が乾燥し、バリア機能が低下することを防いだことで、乳児のアトピー発症を抑えたと考えられています。

ただし最近、ワセリンを主体とした保湿剤では予防効果は得られなかったという研究結果もあります※12。保湿成分が含まれた保湿剤をしっかりと塗っていく必要がある、という考え方になってきているようです※13。

また、食品成分が含まれていると、それらに対するアレルギーになる可能性もあります※14。高価なものを選ぶ必要性はありませんが、保湿成分が含まれ、食品成分が含まれない保湿剤をしっかり塗りましょう。

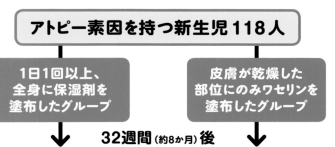

妊婦や授乳婦もステロイドを使っていい？

医師の指示で正しい「強さ」のステロイドを使えば安全！

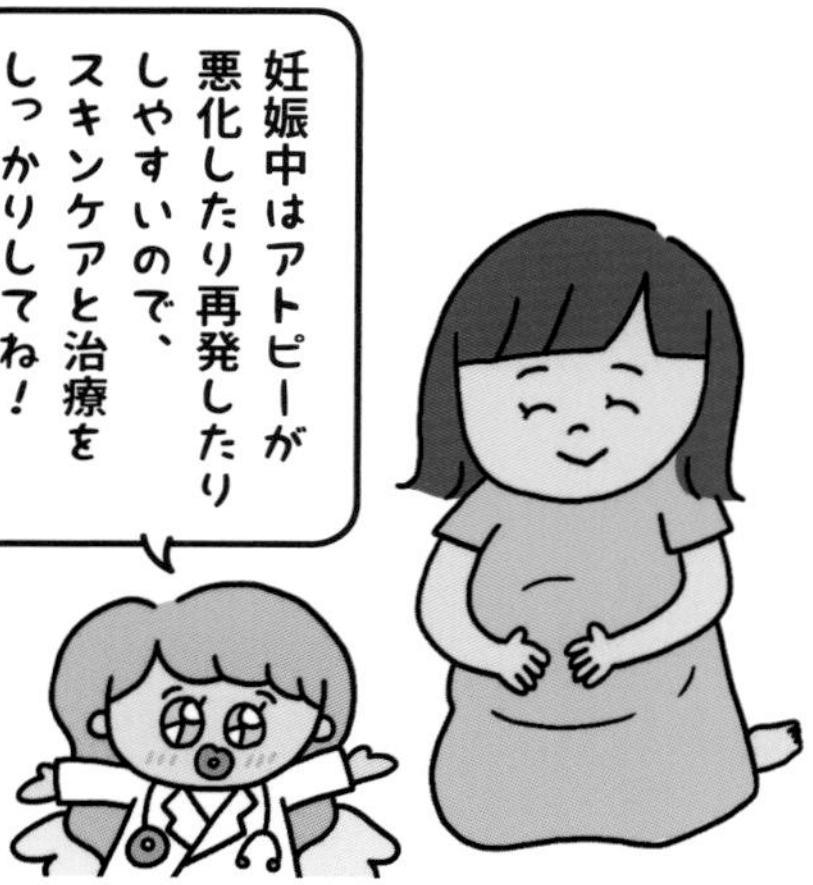
妊娠中はアトピーが悪化したり再発したりしやすいので、スキンケアと治療をしっかりしてね！

妊婦はアトピーが悪化しがち 薬でしっかり治療をしよう

もともとアレルギー体質であった人が妊娠すると、ホルモンバランスの乱れや、妊娠中のストレスなどが引き金になってアトピーを再発したり、悪化させたりすることがあります※16。妊娠中は胎児に影響する可能性があることから、薬の制限がありますが、ステロイド外用薬は使用可能です。以前は禁忌《きんき》になっていたタクロリムス外用薬も、2018年に有益性が上回る場合は使用可能になりました。ただ

ステロイドの使用と胎児への影響

- **ステロイド外用薬は、一般的な使用方法の範囲内であれば、吸収され血液まで届く量は極めて少なく、妊娠中の使用に問題はないと考えられている**※19。

- **妊娠初期のステロイド内服薬の使用は、口唇口蓋裂に関連する「かもしれない」とされているが、妊娠12週以降での内服は懸念はないとされている**※20。

※ステロイドにはアトピー治療に使用される外用薬のほか、内服薬や全身投与などがあり、その場合は異なった作用が起こる可能性があります。ネットなどではこれらの情報が混同されていることがあるため、必ず医師の指示に従って服用してください。

し、医師の指導の下で使用してください。妊娠初期にステロイド内服薬（外用薬ではありません）で口唇口蓋裂のリスクが上がるかもしれないという報告はあるものの※17、少なくともIII群までのステロイド外用薬で奇形が増えるということはないとされています※18。

アトピーを治療せずに悪化させてしまうと、アトピーが原因の別の皮膚病を併発するおそれもあります（→P26）。

また、授乳中にもステロイド外用薬は安心して使えます。母乳から赤ちゃんに入ってしまうステロイドの量はごくわずかなうえ、ステロイドはホルモンの一種なので、母乳にはすでに一定量が入っています。ただし、赤ちゃんが直接なめる乳首に強いステロイドを塗ることは避けてください。

妊娠中の食事と子どものアレルギーは無関係

除去食はアレルギーの発症予防に効果なし！

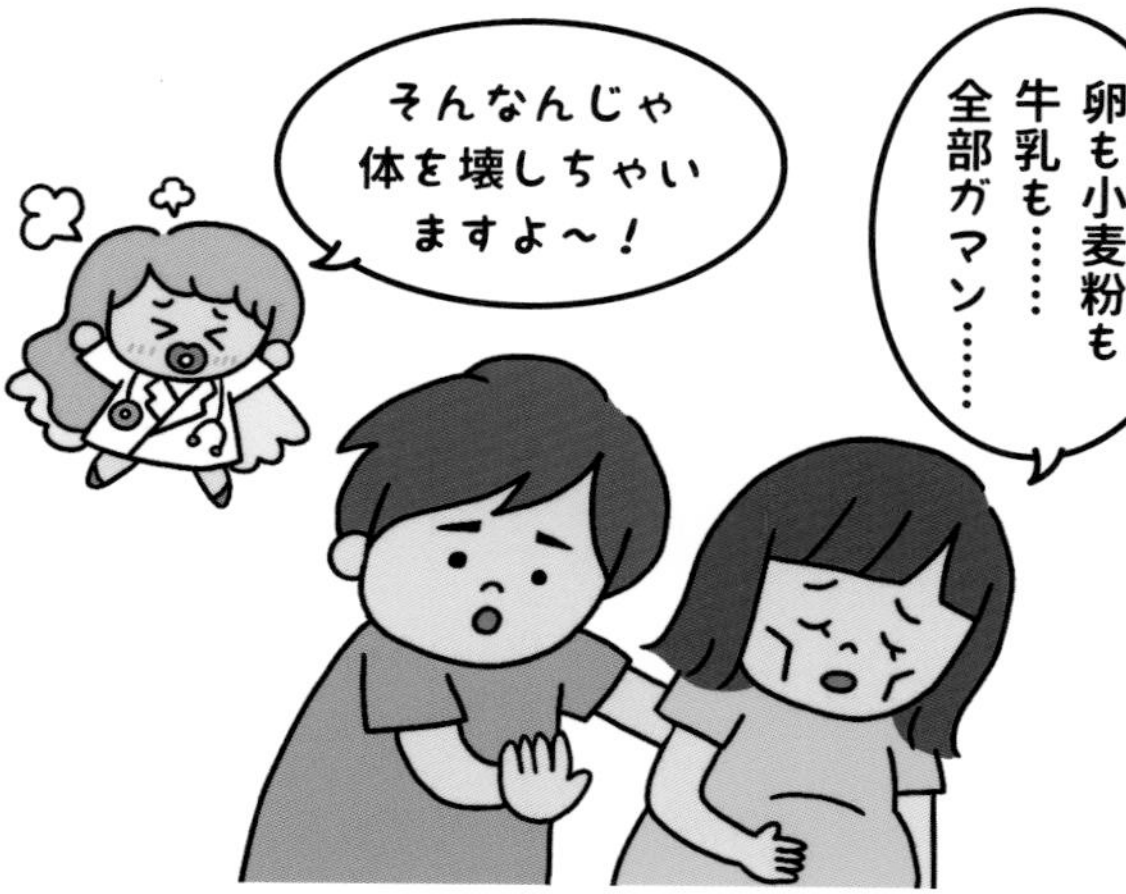
卵も小麦粉も牛乳も……全部ガマン……
そんなんじゃ体を壊しちゃいますよ～！

妊婦の食事にアレルゲン除去の必要はない

妊娠中はいろいろな不安から情報に振り回されがちになります。「お母さんやお姑さんに言われたから」「SNSで話題になっていたから」と、根拠のないデータや古い情報を信じてしまうことがありますが、医学情報は日々更新されています。

例えば、かつては妊娠中に小麦、卵、ピーナツなどのアレルゲンを食べると、子どもがアレルギーを発生しやすくなるといわれ、医

妊娠中の食物除去の問題

アレルギーやアトピーの予防はできない

妊娠中に食事からアレルギーになりやすい食物を除去しても、子どものアトピー性皮膚炎※22や、食物アレルギー※23の予防につながらないとされている。

胎児の成長障害を起こす可能性がある

除去食の影響で母体の栄養が不足することから、胎児が発育不良となり、低出生体重児や早産のリスクが増える可能性がある。

療機関でもそのように指導していたこともあります。しかし、現在ではこれがアトピー性皮膚炎の予防にはならないことが研究で明らかになり、推奨されていません。妊娠中で母子ともに一番栄養が必要なときに、小麦や卵などの食品を除去した食事をすることで、むしろ、胎児の成長が妨げられる可能性が指摘されています※21。

最近まとめられた子どものアレルギー発症に関する妊娠中の対策としては、喫煙を避け、アルコールを控え、できる範囲で魚や発酵食品を食べる、ということ。つまり栄養的に偏りがなく、健康的な食事を摂ることが何より大切なのです。体の栄養だけでなく、心の栄養も忘れずに。ストレスをため込みすぎないことも大事です。

完全母乳育児はアトピー予防にならない

母乳でも人工ミルクでもアトピーには関係ない！

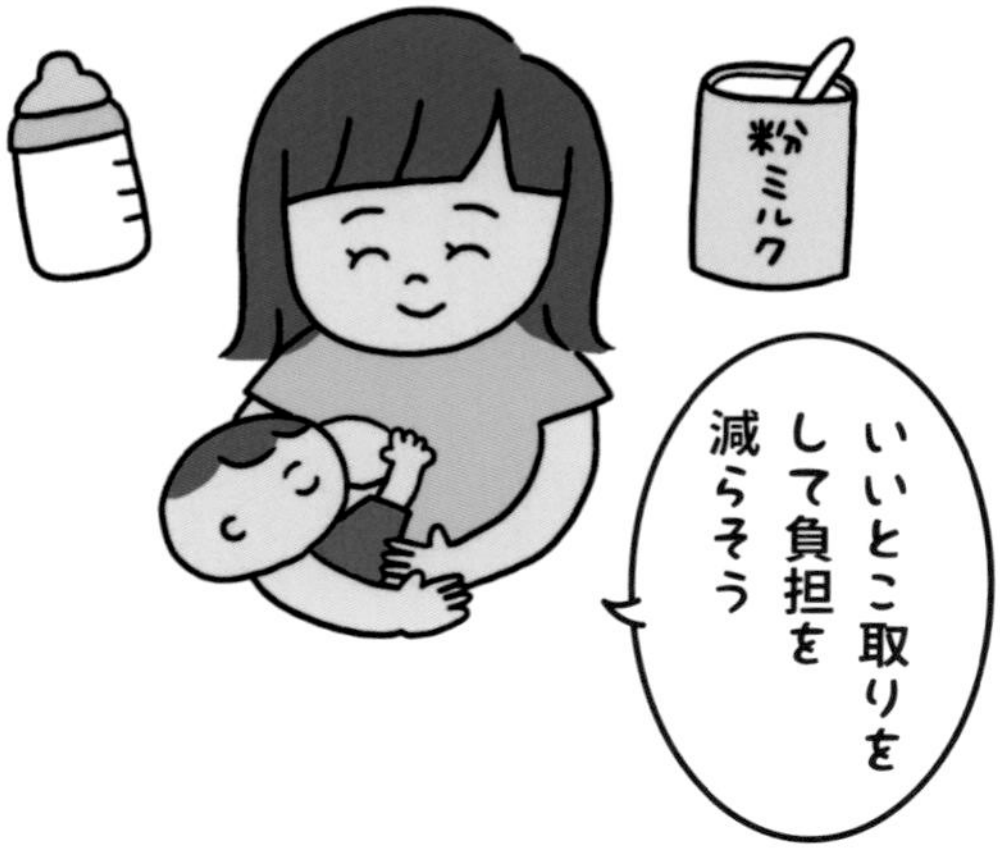
粉ミルク
いいとこ取りをして負担を減らそう

母乳の栄養素は大事だがアトピーの発症とは無関係

「完全母乳で育てるとアトピーやアレルギーにならない」という噂がありますが、現時点で科学的な根拠は不十分です。深刻に受け止める必要はありません。「食物アレルギー診療ガイドライン2015」でも、「完全母乳がアレルギー疾患の予防という点において優れているという十分なエビデンスはない」とあり、人工栄養（人工ミルク）についても「食物アレルギー発症の予防になるという十分な

母乳と人工ミルクのメリット

母乳育児のメリット

- 産後の母体回復を早める
- 感染症などに対する免疫力が向上する
- 乳幼児突然死症候群の防止
- スキンシップで乳児を落ち着かせられる

人工ミルクのメリット

- 母乳が出ないときも安定して授乳できる
- 父親も授乳できるため母親の負担が減る
- 乳児が飲んだ分量が正確にわかる
- 母乳では不足するビタミンや鉄を補う

エビデンスはない」とあります。つまり完全母乳も人工栄養もアレルギー発症との関係は認められておらず、どちらがアレルギー対策に優位ということはないのです。

ただ、母乳が優れた栄養方法であることには間違いなく、産後の母体の回復を早める、赤ちゃんの免疫力を上げる、親子でスキンシップができる、などのメリットが挙げられます。

もちろん、すべてのお母さんが完全母乳ができるわけではありませんよね。ですので、お母さんとお子さんの健康が維持できるのなら、人工栄養も活用すればいいのです。自信を持って育児に取り組んでいきましょう。お世話をする人がストレスを溜めないように両方を使い分けながら、いいとこ取りをするのがおすすめです。

授乳中のアレルゲンとの関係

授乳中の除去食は効果は認められていない

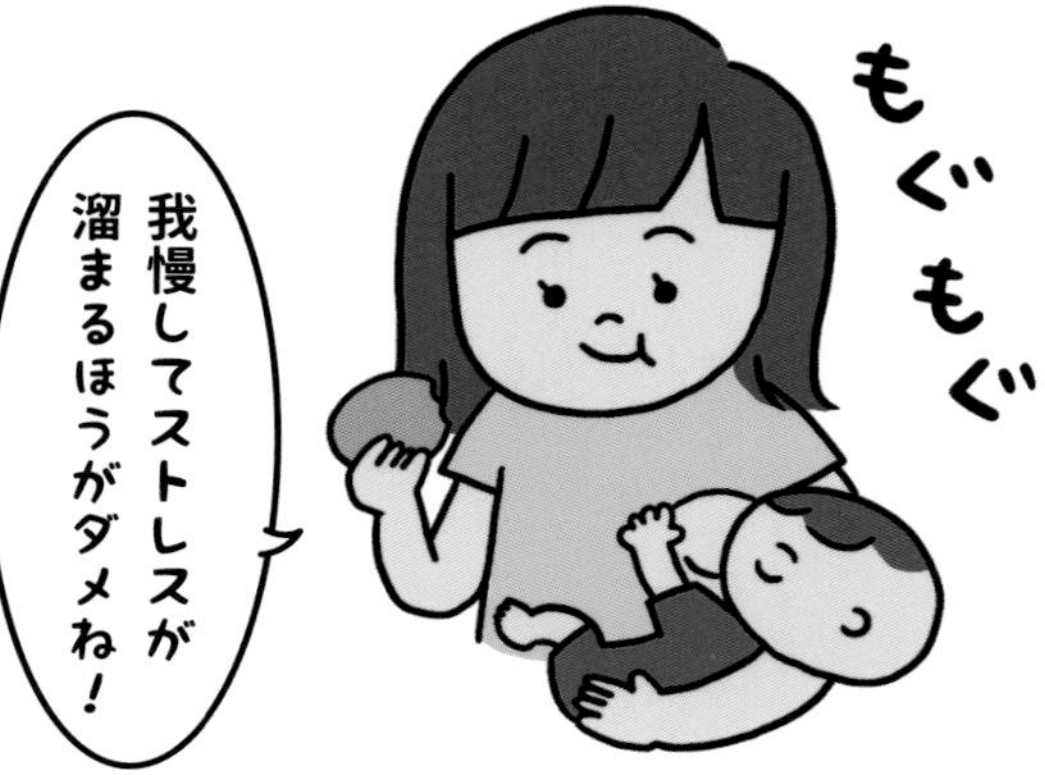
我慢してストレスが溜まるほうがダメね！
もぐもぐ

除去食は必要なし！栄養バランスのよい食事が大切

授乳中に卵や乳製品を食べると、子どものアレルギーが増えるとした話を聞いたことがあるかもしれません。しかし、現在では授乳中の除去食でアトピーを予防することはできないという研究結果があります※24。妊娠中（→P108）と同様に、最新の研究結果では授乳中の食事と赤ちゃんのアトピーを含むアレルギー発症の因果関係は認められていません。

アレルギーに対する乳児育児ガイドラインまとめ

除去食	妊娠中・授乳中の母親のアレルゲン除去で、アレルギーを予防できるというエビデンスはない。
母乳	母乳栄養は有益であるが、アレルギー予防についての十分なエビデンスはない。
人工栄養（粉ミルク）	人工栄養に含まれる加水分解乳によるアレルギー発症予防には十分なエビデンスがない。
離乳食	生後5～6か月からの開始が好ましい。アレルギー予防のため開始時期を遅らせることは推奨しない。

授乳中に自己判断で特定の食物を減らすと、栄養不足や栄養バランスが崩れる可能性があります。

確かに、母親が卵を食べると母乳に卵の成分が検出されますが、むしろその卵成分が卵アレルギーの原因にはならないという研究結果があります。むしろ、アレルギーを防御するような抗体が増えるかもしれないともされています[※25]。

「経口免疫寛容」という仕組みによって、口からアレルゲンを摂取することで体に抗体ができ、アレルギーを起こしにくくなるのです。

授乳中に気をつけるべきことは、除去食よりもタバコや過度なカフェイン、アルコールの摂取を控えるくらいで、あとは普段通りで問題ありません。

離乳食開始の時期とアトピーは無関係

離乳食の開始を遅らせると アレルギーの発症リスクが上がる?

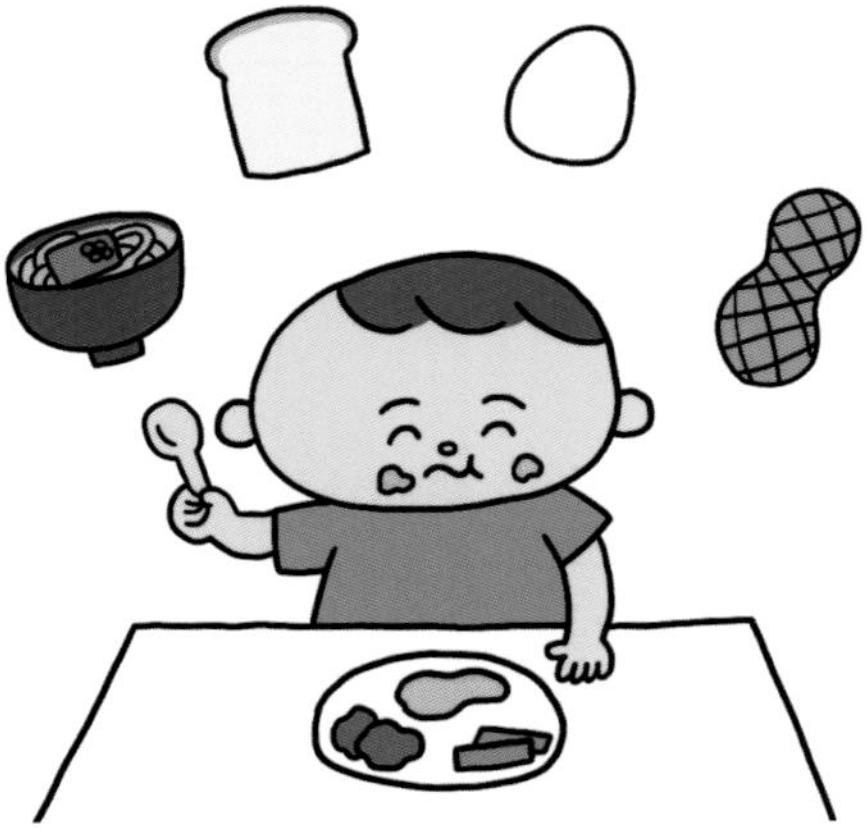

食物アレルギー予防のための離乳食の除去食はNG

今まで医療機関や保育所などで、妊産婦や子どもの授乳・離乳に対する指針となってきた「授乳・離乳の支援ガイド」が2019年に12年ぶりに改定されました。こちらの大きな注目点は、離乳初期（5～6か月）から「卵黄」を食べてもよい、とされたことです。少し前まで、卵（とくに卵白）は食物アレルギーの代表格だったので、離乳中期（7～8か月）から食べ始めましょう、という方針でした。し

離乳食のポイント

開始時期は5～6か月

開始から1か月までは、なめらかにすり潰した食物を1日1回与え、食感や舌触りに慣れさせる。食物アレルギーの発症をおそれ、離乳食の開始時期を遅らせる傾向があるが、最近の研究では、離乳食を遅らせると食物アレルギーが増える可能性があるとされている。

アレルギーを起こしやすい食材は、最初は日中に食べさせる

野菜や果物などを除き、卵・ミルク・小麦などは、とくに過去湿疹が長引いた子どもは余裕がある時間帯などを選んで、慎重に開始する。

特定の食材を避けずにいろいろ食べさせる

食物アレルギーを発症している場合を除き、小麦粉や卵、ピーナッツなどアレルゲンの可能性のある食べ物を離乳食から除去しない。これらの開始時期を遅らせることで、アレルギー発症のリスクが高まることが確認されている。厚生労働省の「授乳・離乳の支援ガイド」が2019年に改訂され、「卵黄」の開始時期の目安が7～8か月から5～6か月に変更された。

かし最近の研究で、離乳食の開始を遅らせると食物アレルギーの発症リスクが上がる可能性が指摘されています※26。

2000年、米国小児科学会ではアレルギーになりやすい食品を妊娠・授乳中に制限し、離乳食への導入も遅らせることを推奨したのですが、結果、ピーナッツアレルギーが3倍に増加したため、この方針は2008年に撤回されました。

ただし、離乳食の開始を急ぐあまり、多くの量を一度に増やしたりする方もいらっしゃいますが、リスクが高いといえます※27。また、過去に湿疹が長引いた方は開始する際に食物アレルギーの症状がでる可能性が高くなります※28。皮膚の症状が不安定な場合は医師に相談しながらすすめていきましょう。

食物アレルギーは「付着」が原因

食べるよりも肌への付着がアレルギーの原因に

口周りの荒れた肌からアレルゲンが侵入する!

皮膚のバリア機能が下がり、炎症を起こした皮膚に付着したたんぱく質に対しアレルギーになりやすくなる。

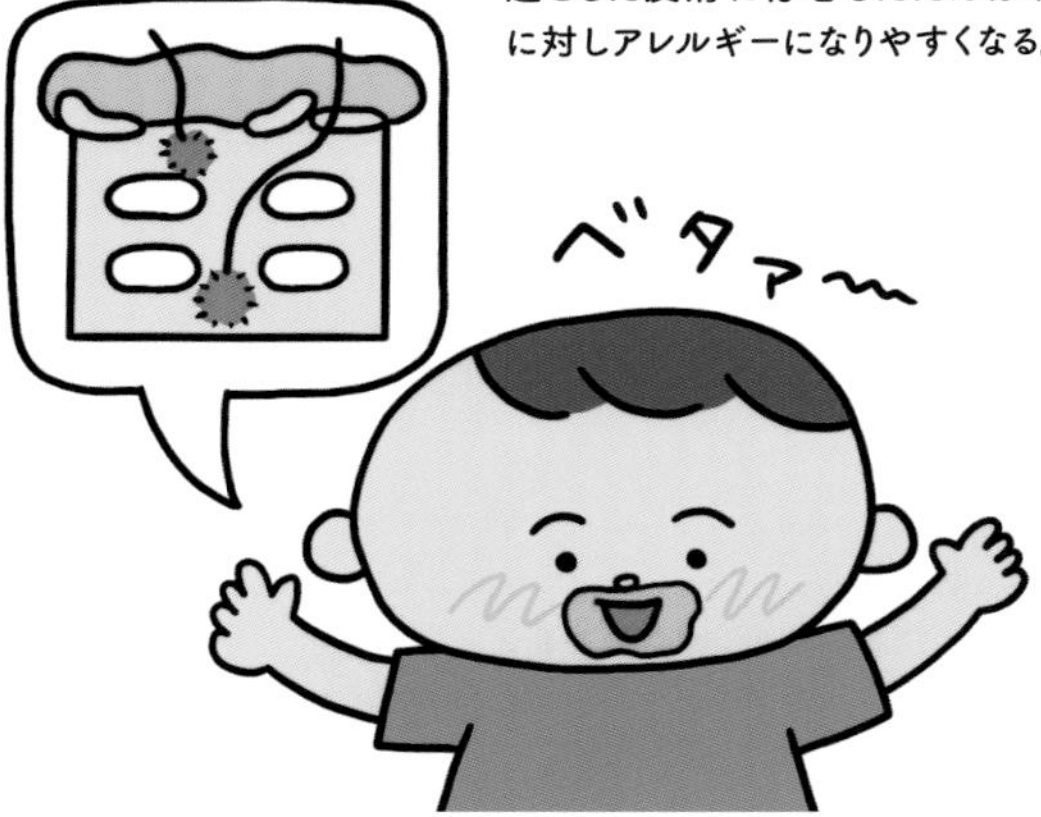

たんぱく質がアレルゲンとして体に認識されるルートの1つに、皮膚を通して起こる「経皮感作」があります。一方で、症状が起こらない程度のたんぱく質が口から入ってくると、「経口免疫寛容」という仕組みで体がそのたんぱく質を受け入れる方向に働きます※29。

もちろん、すでにアレルゲンとして体に認識されているたんぱく質を多く摂取すると症状が起こってしまうのですが、この2つの

食事のときの注意点

食前のケア

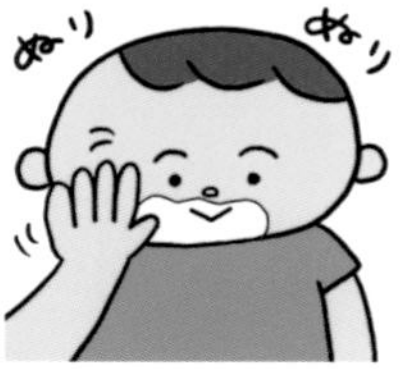

口周りと手のスキンケアをする

口周りの肌や、遊び食いで汚れた手に付着した食物から感作が起きないように、保湿を行いバリア機能を高める。

食後のケア

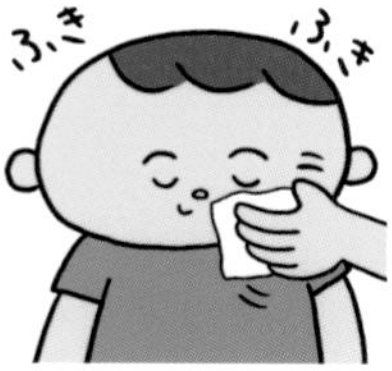

口周りの汚れを拭き取る

炎症がある肌にアレルゲンが付着していると、感作の原因になる。口周りはきれいに拭き取り、ワセリンなどを塗る。

ルート、「経皮感作（悪化ルート）」「経口免疫寛容（改善ルート）」を考えた研究結果が増えています。つまり、皮膚が傷んでいる場所はガードしておき、症状が出ない程度の量（ここが難しいのですが）は食べておいたほうがより安全だということです。

そこで食事の前に口の周りや肌荒れをしている部分にワセリンなどをたっぷり塗り、保護しておきましょう。そして食事で付着した汚れは洗い流したり拭き取ったりして、再度ワセリンを塗っておくとよいでしょう。

むやみに特定の食品を除去するのではなく、経皮感作を防ぎながら、少しずつ食べさせることが、食物アレルギーを遠ざけるのです。

アトピーになりやすい体質は遺伝する？

アトピーは遺伝する……が
必ず発症するわけではない！

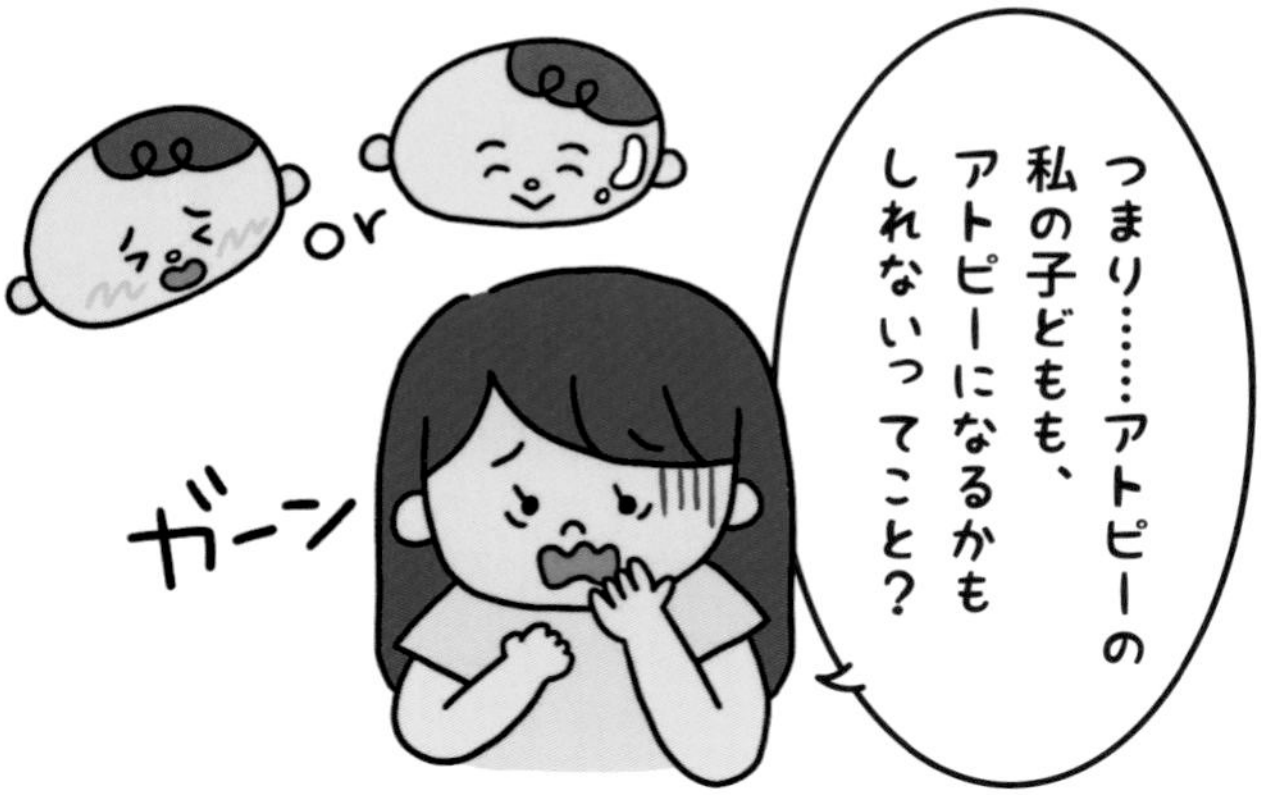
つまり……アトピーの
私の子どもも、
アトピーになるかも
しれないってこと？
or
ガーン

保湿で発症リスクを抑え発症したら早めの治療を

アトピーの発症にはアトピー素因、つまり遺伝的な要因が関わっており、両親ともにアトピーの場合、子どもが発症する可能性は50％です※30。必ず発症するわけではありませんが、そのリスクは高くなります。

ただし、乳児期からのスキンケアで発症リスクを抑えることができます。（→P104）そして発症しても早めに適切な治療を行うことで大きな悪化を防ぐことができるのです。

アトピーの遺伝率

両親の片方がアトピーの場合

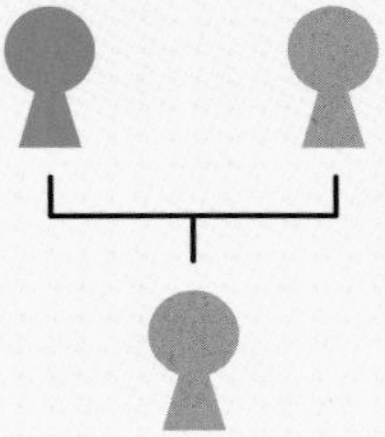

子どもの
発症率は**37.9%**

両親がアトピーの場合

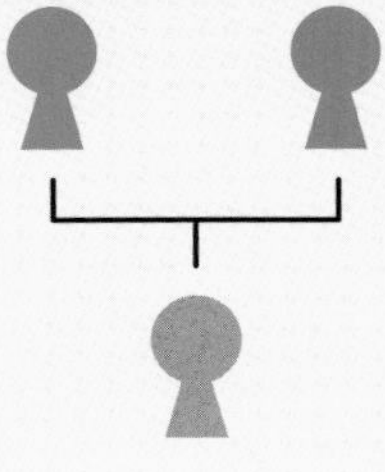

子どもの
発症率は**50%**

両親ともにアトピーではない場合

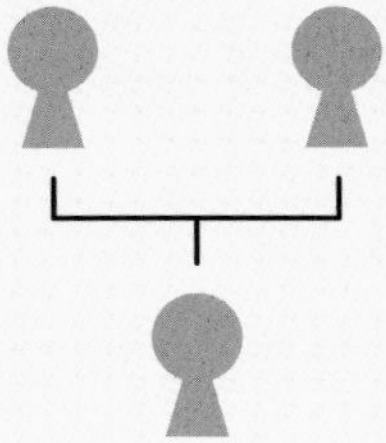

子どもの
発症率は**27.1%**

子どもの我慢できない「かき癖」への対策

まずは「かゆい」のもとの「湿疹」を改善しよう

アトピーのかゆみは大人でもつらいもの。まずはしっかり湿疹の治療をすすめることが大事です。一時的な対応策として、爪を切りそろえる、冷やす、小さい子どもであれば手先にワセリンをたっぷり塗るといった方法があります。

手遊びや手を取って踊る、体操するなどで気をそらせて、ほかの楽しいことに集中させるのも一案です。

かこうとする子どもの手にたっぷりワセリンを塗る!

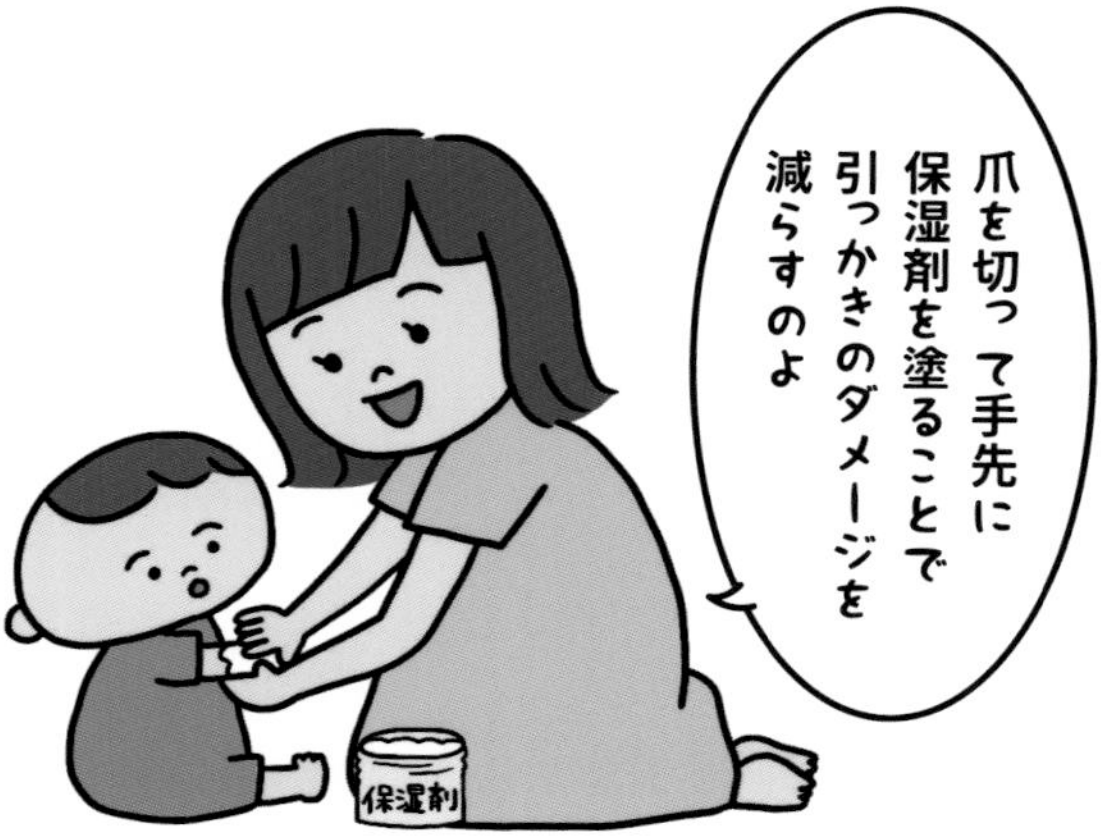
爪を切って手先に
保湿剤を塗ることで
引っかきのダメージを
減らすのよ
保湿剤

かき癖への対策

「かいちゃダメ」はNG

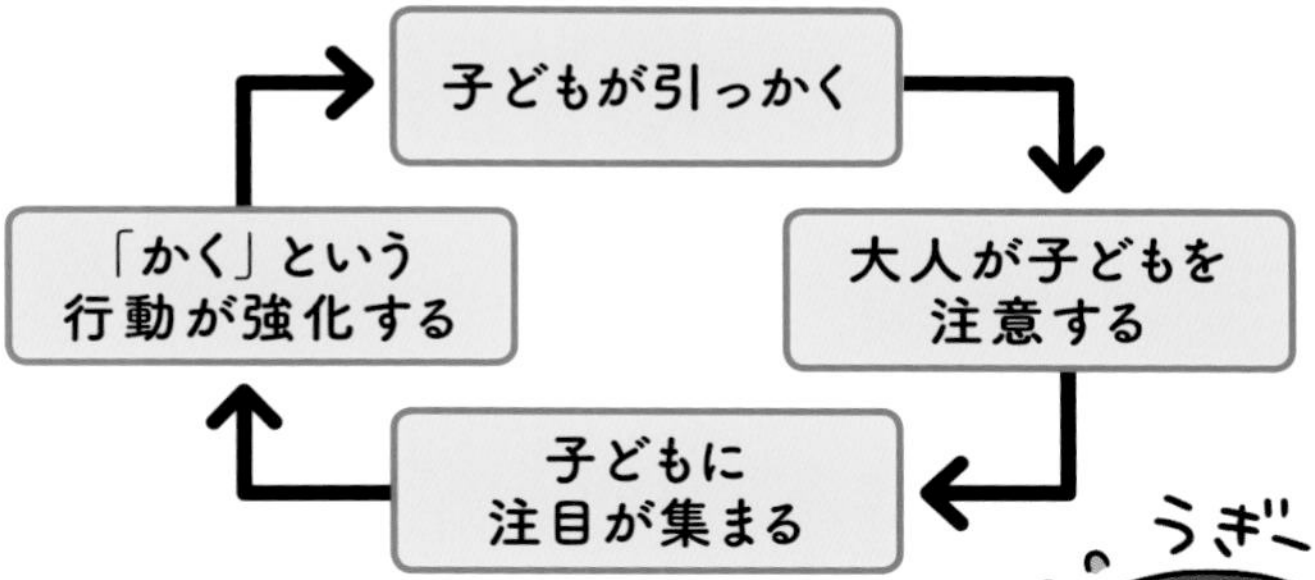
子どもが引っかく
大人が子どもを注意する
子どもに注目が集まる
「かく」という行動が強化する

うぎ〜っ!

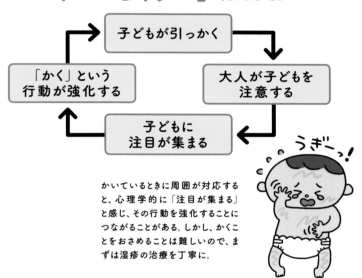

かいているときに周囲が対応すると、心理学的に「注目が集まる」と感じ、その行動を強化することにつながることがある。しかし、かくことをおさめることは難しいので、まずは湿疹の治療を丁寧に。

子どもにかかせないための工夫

爪を切る

爪が長いと患部をかいたときに、皮膚へのダメージが大きくなる。こまめに爪を切り、かいてしまってもかき壊しを抑えられるようにする。

手先にワセリンをたっぷり塗る

手先にワセリンをたっぷり塗ると、指の摩擦が減る。また、湿疹があるところに自分で塗ってくれる、という効果がある。

薬を塗り冷やしてあげる

アイシングでかゆみが楽になることが知られている。薬を塗って十分に冷やしてあげることでかゆみが和らぐこともある。

オーガニックがよいとは限らない?

「自然」「天然」が必ずしも効果的で安全なわけではない!

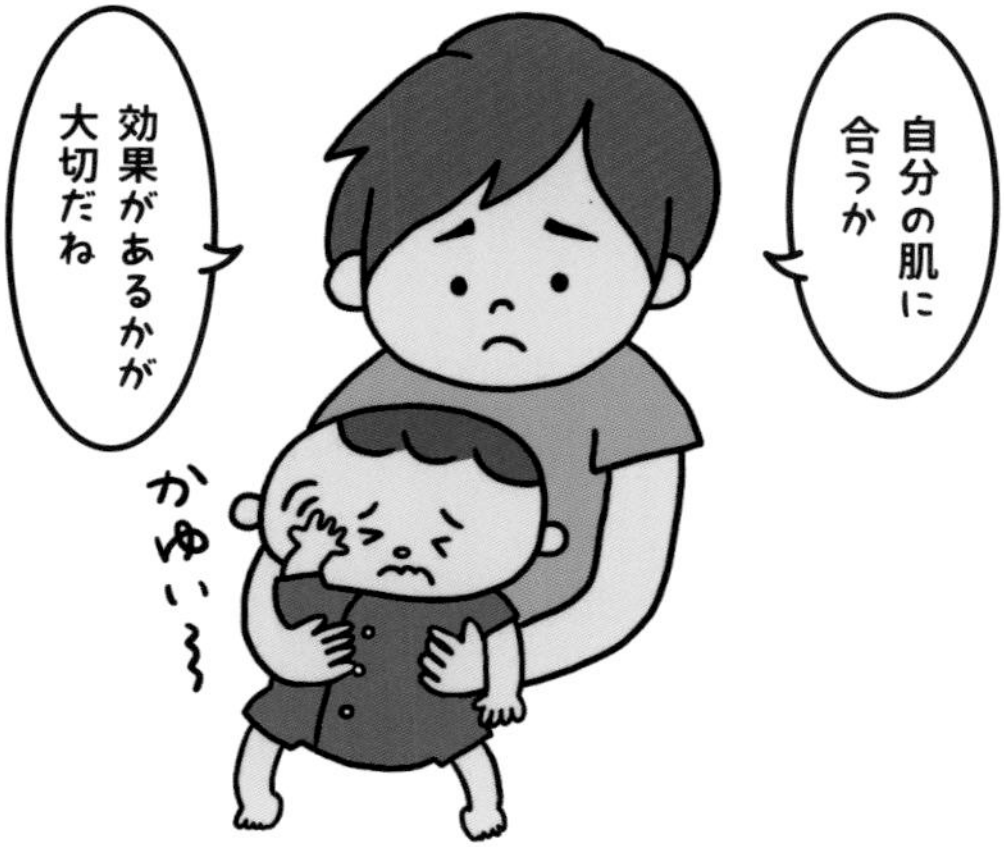
自分の肌に合うか
効果があるかが大切だね
かゆい〜〜

得たい効果は何かをしっかり見極めて

赤ちゃんにはケミカル(化学物質)よりもオーガニック(天然、自然由来)がよいと考えている人もいますが、オーガニックが安全というわけではありません。天然成分の虫除けは20分程度の効果しかないという報告もありますし※31、天然成分のオイルがアレルギーを引き起こすこともあります※32。肌との相性、効果、価格などを考慮して使いやすいものを選びましょう。

製品を選ぶときのポイント

肌や体質に合うか

オーガニックの成分がアレルギーを起こすこともある

オーガニック製品は化学物質よりも肌への刺激が少ないというイメージがあるが、必ずしもそうとは限らない。植物由来であるために、化学物質のように必要なものだけを合成したものよりも複雑に構成されており、アレルゲンが含まれていることがある。アトピーのように皮膚のバリア機能が低くなった状態では、とくにかぶれやすいこともある。

高価すぎていないか

毎日使うものなので、あまり家計の負担にならないものを

高価な製品を少量ずつ使うよりも、使いやすい製品を継続して使えるほうが現実的。保湿剤は1日複数回、しっかりと塗ったほうが有効なので、オーガニック製品にこだわらず、肌に合う製品を探してみよう。

ケミカルもオーガニックも効果のあるものを正しく使おう

オーガニック製品が必ずしもよいとは限らないので、自身の症状を確認しながら、肌に合うものを選ぼう。

子どもに紫外線は必要？必要ない？

紫外線は対策をして適切な量を浴びよう

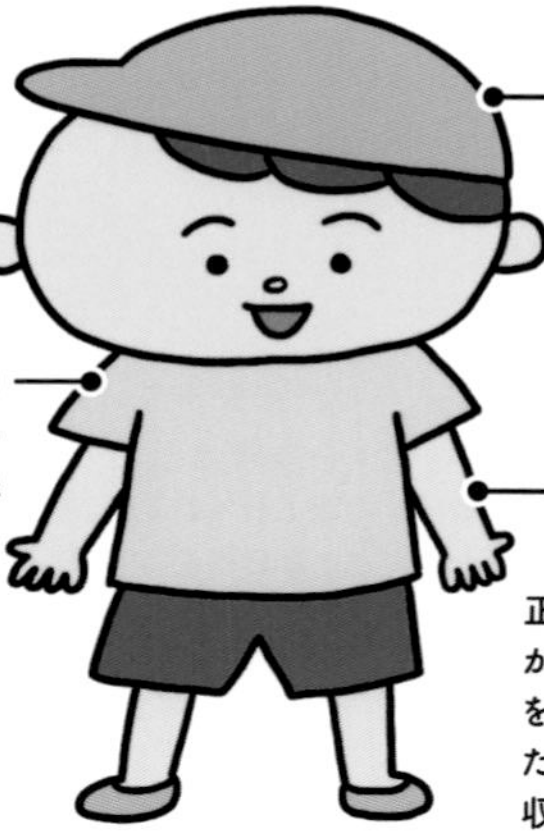
つばの広い帽子をかぶって頭や顔、首を紫外線から守る。
袖や襟のある肌を覆う部分が多い服、もしくは日焼け止めを塗って、肌を紫外線から守る。
濃い色調で目が詰まっている衣服は紫外線を通しにくい。
正午前後はとくに紫外線が強いため、その時間帯を避けて外出しよう。また、衣服は通気性や吸収性が悪いと、熱中症の可能性があるので注意。

過度の紫外線は皮膚を傷め老化の原因に

紫外線は、アトピーのお子さんにとって必ずしも敵ではなく、波長をしぼった（皮膚への害を減らした）紫外線は、アトピーの治療に応用されています。しかし過度の紫外線は皮膚を傷め、老化を早めます。夏の日差しであれば手の甲と顔に5分程度あたれば、ビタミンDの合成には十分という研究結果も※33。湿疹の治療をしながら、日焼け止めや物理的な防御（帽子や日傘）を適切に使用しましょう。

紫外線のメリット・デメリット

メリット

○ ビタミンDを合成する

ビタミンDにはカルシウムの働きを助け、骨の健康を保つ効果がある。ビタミンDは紫外線を浴びることによって体内で作られるため、屋内に引きこもっていたり、過度に日焼け対策をしたりしている場合、ビタミンD不足になる可能性がある。

○ 神経に作用してかゆみを抑える

紫外線には免疫反応を抑える作用があるため、日光浴などをすることで、アレルギー反応によるかゆみを抑える効果がある。かゆみを抑える波長にしぼることで、成人アトピーの治療にも活用されている。

デメリット

○ 皮膚の光老化

紫外線によって皮膚の老化が進む現象。メラニン色素が増えることでシミやそばかすが増えるほか、シワやたるみの原因にもなる。新陳代謝も衰え肌のハリがなくなる。

○ 皮膚がん発症のリスク

紫外線は細胞のDNAを傷つけ、皮膚がんの発症因子となる。皮膚への紫外線の蓄積により、「日光角化症」となり、それが進行すると皮膚がんが発症する。

○ 汗でかゆみが増す

直射日光を浴びることで体温が上昇し、多量の汗が出る。汗による刺激でかゆみが増したり、汗に含まれる「マラセチア」というカビの一種がアレルギー反応を起こしたりする。

ちゃんと知りたい
アトピーQ&A❹

Q アトピーの正しい最新情報はどこを見ればわかりますか？

A 近年、SNSを中心に情報収集をしているアトピー患者や、アトピーの子どもを持つ保護者が増えているようです。ネット上の情報が間違っているとはいい切れませんが、真偽がわからない情報をうのみにすることは危険です。必ず主治医に内容を確認しましょう。おすすめは公的な学会が作成した情報である『アレルギーポータル』。しかし、少しむずかしい説明であることも多いため、個人的には『環境再生保全機構』の資料が丁寧でわかりやすく、無料でダウンロードできるのでおすすめです。
以下にあるのが、信頼できる情報源となるサイトです。

アレルギーポータル
（https://allergyportal.jp/）

環境再生保全機構
（https://www.erca.go.jp/yobou/pamphlet/form/index.html）

日本アレルギー学会
（https://www.jsaweb.jp）

※情報は2021年10月時点のものです。

4章

薬の種類と効果を正しく知ろう

アトピーの薬物容量で処方される薬の種類を知ろう。
使用方法や副作用を正しく理解して使うことが、
アトピー治療の第一歩にもなる。

治療薬の目的と分類

治療薬の4つの目的

- 皮膚の炎症を抑える
- かゆみを抑える
- アレルギー反応を防ぐ
- 肌のバリア機能を強める

症状に合わせて選んで早めに炎症を抑えよう

アトピー治療薬の目的は、過度な免疫反応を抑制することでアレルギー反応やかゆみを鎮め、皮膚にあらわれた湿疹や蕁麻疹などの炎症を抑えること。種類はステロイド、ステロイド以外の薬、抗アレルギー剤、保湿剤の4種類があり、症状に合わせて使い分けます。適切な薬を使って、まずは皮膚の炎症をくい止めましょう。最終的には保湿剤を塗るだけで、かゆみを引き起こさない肌になることが理想です。

治療薬の分類

ステロイド（→P132）

「副腎皮質ホルモン」という、抗炎症作用のあるホルモンを薬として応用したもの。5段階の強さに分けられ、病変の状態や使用部位（皮膚の薄さ）などによって使い分ける。

ステロイド以外の薬（→P134）

塗り薬、飲み薬、注射薬があり、それぞれに作用や副作用が異なるので、症状や体質にあったものを選ぶとよい。近年、新薬が多く開発されているので、アトピー治療薬の選択肢が増えている。

抗アレルギー剤（抗ヒスタミン剤）（→P144）

神経伝達物質ヒスタミンの働きを抑えることでアレルギー反応を抑える。花粉症の薬として薬局でも購入することができる、身近な存在。第一世代と第二世代があり、副作用が少ない第二世代のものがおすすめ。

保湿剤（→P148）

皮膚の上に薄い膜を作ることで、乾燥を防ぎ、外からのアレルゲンの侵入を防ぐ。保湿剤でもかゆみが起きてしまうことがあるので、体質にあったものを選ぶ。1日に2～3回、たっぷり塗るのが基本。

ジェネリックとはどんな薬?

新薬と同じ有効成分を含み価格や効果にもメリットが多い

「ジェネリック医薬品」とは新薬の発売後、特許期間が満了してから開発・発売される、新薬と同じ有効成分を持った薬です。開発費が大幅に抑えられるため、先発医薬品よりも安価で、味の改良、小型化、飲みやすさの工夫などがされています。患者の自己負担を軽減するだけでなく、年々増加する国の医療費負担を軽くするためにも、ジェネリック医薬品に大きな期待が寄せられています。

ジェネリック商品の仕組み

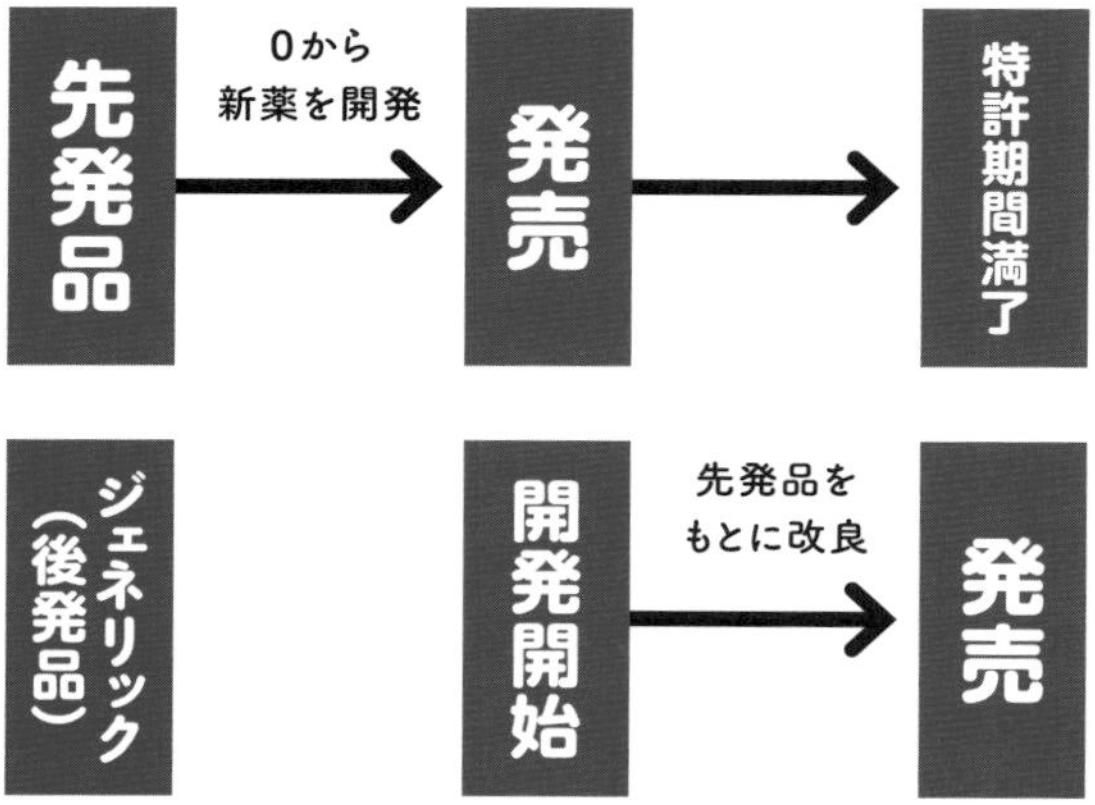
先発品
0から
新薬を開発
発売
特許期間満了
ジェネリック(後発品)
開発開始
先発品を
もとに改良
発売

ジェネリックは開発費が安く済むので
値段も安くなる!

薬の「商品名」と「一般名」とは?

一般名が同じであればどちらも同じ薬

薬の処方せんを見ると、「商品名」と「一般名(成分名)」の2つの名前が記載されています。商品名とは製薬企業が自社の商品に独自に名前をつけたもので、一般名(成分名)とは薬の主成分のことです。基本的に商品名が異なっていても一般名(成分名)が同じであれば、同じ治療効果があります。例えば、A社のA医薬品とB社のB医薬品という2種類の処方薬がどちらも同じCという成分で作られていれば、どちらの薬を使用しても構わないのです。

そのため、近年の病院では商品名をなくして一般名(成分名)+剤形(薬の形)+含量(成分の量)の形で処方せんに記載した「一般名処方」をしている場合があります。これは、記載された成分の薬であれば、どの製薬会社の薬を処方しても問題ないということを表しているのです。

(商品例)

先発品

商品名	リンデロン
一般名	ベタメタゾン吉草酸エステル・ゲンタマイシン硫酸塩

後発品

商品名	デルモゾールG軟膏
一般名	ベタメタゾン吉草酸エステル・ゲンタマイシン硫酸塩

商品名	ルリクールVG軟膏
一般名	ベタメタゾン吉草酸エステル・ゲンタマイシン硫酸塩

ステロイド（外用薬・内服薬）

アトピーの症状に使用する最も一般的な薬

抗炎症作用や免疫抑制作用などにより、皮膚炎などにおける湿疹、かゆみ、赤みなどを和らげる、アトピーの代表的な治療薬。「副腎皮質ホルモン」とは、もともと人の体の中で毎日作り出されているもの。5段階あり、病変の状態や使用部位（皮膚の薄さ）などによって使い分けます。内服薬は症状が強く、広範囲（全身）に及んでいる、原因が特定している場合などに使います。全身に作用し、期待される効果も高いです。

重症度によって使い分ける

重症度	外用薬の使用法
重症	ベリーストロング・ストロングクラスのステロイド外用薬を使用して治療。塗布する部位を限定し、ストロンゲストクラスを使用することもある。
中等症	ストロング・ミディアムクラスのステロイド外用薬を使用して治療する。
軽症	ミディアムクラス以下のステロイド外用薬を使用して治療する。
軽微	ステロイド外用薬は使用せず、主に保湿剤などで治療する。

内服薬

重症の場合で医師が必要と判断した場合に限り、短期間内にとどめて使用する。効果が強い反面、全身性副作用を起こす。

※ステロイド外用薬の強さについてはP43を参照。

外用薬

【作用】

●抗炎症作用・免疫抑制作用
●皮膚のかゆみ、赤みを抑える

副腎皮質ホルモンのひとつである「コルチゾール」には抗炎症作用、免疫抑制作用、細胞増殖抑制作用、血管収縮作用などがある。

【副作用】

●皮膚が薄くなる
●毛細血管拡張

毛細血管が拡張して元に戻らなくなることがあり、これが顔全体に広がると「酒さ様皮膚炎」という治しにくい赤みになることも。

【用法・注意点】

●5種のランクから選ぶ
●短期間の使用で炎症を抑える

炎症の程度や塗る部位によって5種類のランクから選んで使う。症状よりも少し効果の上回るステロイドで短期間の使用で皮膚の炎症を食い止める。

内服薬・注射薬

【作用】

●抗炎症作用・免疫制御作用
●皮膚のかゆみ、赤みを抑える

抗炎症作用、免疫抑制作用、細胞増殖抑制作用、血管収縮作用など。アトピー性皮膚炎の場合、外用薬では効果が見られないほど重症の患者に使用する。

【副作用】

●免疫力の低下
●満月様顔貌

効果が高い反面、副作用が全身にわたって出る。また長期で服用すると、急に服用をやめたときのリバウンドや骨粗しょう症、免疫力の低下、満月様顔貌などがある。

【用法・注意点】

●徹底した感染症予防を
●医師の指導の下で使用する

ステロイドは外用より内用のほうが効果があらわれやすいが、副作用に注意が必要。使用中は感染症などにかかりやすくなるため、手洗いやマスクの着用が必要。

ステロイド以外の治療薬

自分の症状に合わせてぴったりの薬を選択できる

ステロイドは最も多くのアトピー患者に使用され、研究データも多い薬ではありますが、いくつかの副作用も見られます。そこで近年ではステロイド以外の薬も多く開発されています。塗り薬、飲み薬、注射薬の3つのタイプがあり、それぞれに作用、副作用が変わってきます。アトピー患者はそれぞれの症状や体質に合わせて、自分に合った薬を選ぶことができ、選択の幅が大きく広がりました。

3タイプの薬の特徴

塗り薬（免疫抑制剤）

ステロイドホルモンではないため、ホルモンの副作用を起こさないことがメリット。

飲み薬（JAK阻害剤など）

中等症から重症の患者に用いる。最新の「飲む」アトピー治療薬として注目されている。

注射薬（生物学的製剤）

生物学的製剤という高価な薬のため、中等度から重症の患者に使用。自己注射も可能。

ステロイド以外の薬の分類

塗り薬	プロトピック軟膏 （一般名：タクロリムス水和物軟膏）	P136
	コレクチム軟膏 （一般名：デルゴシチニブ）	P137
飲み薬	ネオーラル （一般名：シクロスポリンカプセル）	P138
	リンヴォック （一般名：ウパダシチニブ水和物徐放錠）	P139
	オルミエント （一般名：バリシチニブ）	P140
注射薬	デュピクセント （一般名：デュピルマブ）	P141
	商品名未定 （一般名：ネモリズマブ） ※臨床試験中。今後、発売される見込み。	P142

塗り薬

【商品名】プロトピック軟膏

【一般名】タクロリムス水和物軟膏

【作用】

●免疫抑制作用・抗炎症作用

●皮膚のかゆみ、赤みを抑える

免疫抑制剤。患部に塗布することでアレルギーの免疫反応を抑え、抗炎症作用によって皮膚の赤みやかゆみを抑える。濃度0・1%はステロイドのIII群、濃度0・03%はステロイドのIV群とほぼ同等。子どもには後者を使用。

【副作用】

●使用初期に刺激感

●ニキビができやすくなる

使用開始から初期にかけて、刺激感（ほてり、ヒリヒリ感など）が現われる場合がある。通常、皮膚の改善とともに緩和することが多い。ステロイドと同様に、顔に塗るとニキビができやすくなることがある。

【用法・注意点】

●強い日光は浴びない

●2歳未満は使用しない

強い日光を浴びる海水浴やスキーなどの際には塗らないようにする。2歳未満には使用しない。本剤を全身投与させた動物実験から、皮膚やリンパのがんの発生が報告されているが、これは内服した場合の注意点。

塗り薬

【商品名】コレクチム軟膏

【一般名】デルゴシチニブ

【作用】

●JAK（ヤヌスキナーゼ）阻害薬

●皮膚のかゆみを軽減

アトピー性皮膚炎によるかゆみを軽減する。2021年3月、小児（2歳以下）への使用も承認。成人は0・5%、小児は0・25%を使用する。これまでの薬で改善が見られなかった人にとって、新しい選択肢となる。

【副作用】

●塗った箇所に肌トラブル

●刺激感

まれに塗った部分に毛包炎、カポジ水痘様発疹症、接触皮膚炎、ざ瘡（ニキビ）、皮膚が赤くなったりすることがある。またピリピリとした刺激を感じることがある。口腔ヘルペス、単純ヘルペスを起こすこともある。

【用法・注意点】

●過敏症、皮膚感染症の人は避ける

●妊産婦は使用を避ける

過敏症、皮膚感染症（ヘルペスなど）のある人は使用を避ける。新薬のため治験が少なく、現時点では妊産婦の使用は禁止とされている。比較的副作用が少ないため長期使用ができ、塗布した際の刺激が少ないのがメリット。

飲み薬

【商品名】ネオーラル

【一般名】シクロスポリンカプセル

【作用】

●免疫抑制作用
●サイトカイン産生を抑える

免疫反応において中心的な役割を担う細胞の働きやその細胞の増殖などを抑え、免疫を抑制する。アトピー性皮膚炎の強力なかゆみや乾燥肌に効果をあらわす。臓器や骨髄の移植における拒絶反応の抑制にも使用する。

【副作用】

●感染症の増悪
●腎障害・血圧上昇

感染症が発現または増悪する可能性がある。腎障害（尿が出なくなる、発疹、むくみ、全身のだるさなど）、血圧上昇、血小板減少（手足に点状出血、青あざができやすい、出血しやすい）などの症状が出た場合は専門医へ。

【用法・注意点】

●腎臓病、肝臓病の悪化
●感染症のある人は慎重に

腎臓病の病状を悪化させるおそれがある。もともと感染症のある人は慎重に用いること。生ワクチンの接種は避ける。グレープフルーツジュースとの飲み合わせは避ける。連続での使用期間は3か月とする。

飲み薬

【商品名】リンヴォック

【一般名】ウパダシチニブ水和物徐放錠

【作用】

●JAK（ヤヌスキナーゼ）阻害薬

●皮膚のかゆみを軽減

JAK（ヤヌスキナーゼ）を阻害することにより、関節リウマチ、関節症性乾癬の症状を改善する。またアトピー性皮膚炎の乾燥肌、かゆみを軽減することから、アトピーの治療薬として注目されている。

【副作用】

●感染症

●好中球減少、リンパ球減少

主な副作用として、鼻咽頭炎、口腔ヘルペス、尿路感染、上気道感染、吐き気、咽頭炎、口内炎、気管支炎や、突然の高熱、めまい、頭痛、体のだるさなどが起こることがある。妊産婦には使用しない。

【用法・注意点】

●感染症

●定期的な血液検査

ウイルスなどによる感染症が発症しやすくなる可能性があり、体のだるさ、口内炎などがある場合は医師に相談を。リンパ球減少、好中球減少、ヘモグロビン減少、肝機能障害を起こすことがあるので注意する。

飲み薬

【商品名】オルミエント
【一般名】バリシチニブ

【作用】
●JAK（ヤヌスキナーゼ）阻害薬
●皮膚のかゆみを軽減

JAK（ヤヌスキナーゼ）という酵素を阻害し、免疫反応に関わるサイトカインの働きを抑えることで関節リウマチ、アトピーなどの症状を改善する治療薬として使用される。

【副作用】
●上気道感染・帯状疱疹
●感染症

主な副作用として上気道感染、帯状疱疹、単純ヘルペス、吐き気、頭痛などが報告されている。感染症、消化管穿孔、間質性肺炎、静脈血栓塞栓症などの症状が見られたら担当医に相談をすること。

【用法・注意点】
●感染症
●定期的な血液検査

通常、成人は主成分として1日1回、4mgを服用。絶対に2回分を一度に飲まないこと。ウイルスなどによる感染症が発症しやすくなる可能性があり、体のだるさ、口内炎などがある場合は医師に相談をすること。

注射薬

【商品名】デュピクセント
【一般名】デュピルマブ

【作用】
●免疫抑制作用
●サイトカイン産生を抑える

アトピー性皮膚炎や気管支喘息、慢性副鼻腔炎の病態を悪化させる原因の、Th2サイトカインの働きを抑えることで病状を改善する。アトピーの対策においては肌のかゆみや乾燥肌の改善にも役立つ。

【副作用】
●アナフィラキシー
●アレルギー性結膜炎

注射後、ふらつき感、息苦しさ、心拍数の上昇、吐き気などを感じる（アナフィラキシー）ことがある。またアレルギー性結膜炎が起こることもあるので、その場合は速やかに医師に相談をすること。

【用法・注意点】
●はじめ2本、その後2週間に1本
●目のかゆみ

成人の場合、はじめに2本（600mg）、以降は2週間に1本（300mg）を皮下に注射。凍結は避け、冷蔵庫で保管。使用前30～45分常温に置いてから注射する。生ワクチンの接種は避ける。目のかゆみが出たら医師に相談をすること。

注射薬

【商品名】商品名未定
【一般名】ネモリズマブ

【作用】
●IL-31阻害薬
●皮膚の乾燥、かゆみを軽減

IL-31受容体を阻害することにより、アトピー性皮膚炎の乾燥肌、かゆみを軽減する。2020年7月に治験がほぼ終了し、近い将来に使えるようになる見込み。

【副作用】
●未確認

今のところ、重い副作用はほとんど確認されていない。

【用法・注意点】
●アトピー患者のQOL向上に役立つ
●小児や妊産婦は臨床試験中

治験結果によると、13歳以上のアトピー性皮膚炎の患者に外用薬を併用しながら本剤を皮下注射したところ、16週間後、4割ほどにかゆみの軽減が見られた。小児や妊産婦に対する治験の結果が待たれる。

新薬「PDE4阻害薬」について

炎症性サイトカインを抑制しかゆみをブロックする

アトピー性皮膚炎の患者は現在、増加傾向にあるなか、既存薬では十分なかゆみ抑制効果が得られているとはいえません。治療の鍵となる、かゆみのコントロールとして注目されているのが「PDE4阻害薬」です。

PDE4阻害薬は、炎症性サイトカインなどの化学伝達物質の産生を抑制することで、抗炎症作用のみならず、かゆみ抑制作用を併せ持つことがわかってきました。

2017年3月より発売された「オテズラ錠（一般名：アプレミラスト）」をはじめ、2020年9月に日本で承認申請した「ジファミラスト（一般名、開発コード：OPA-15406）」など、新薬の開発が相次いでいます。

また副作用についても、全身的な暴露を低く抑え、副作用発現リスクをコントロールし得ることがわかっています。

今後、ますますアトピー性皮膚炎の治療薬として効果を発揮していくものと期待されています。

抗アレルギー剤（抗ヒスタミン剤）

薬局で手に入れることができる身近な存在の薬

神経伝達物質ヒスタミンの働きを抑えることでアレルギーの症状を抑えます。花粉症の薬としても使われ、薬局でも購入することが可能。日本のアトピーガイドラインでは抗アレルギー剤の使用が推奨されているため、皮膚科で出されることも。ただしアトピーの症状はヒスタミンを抑えるだけでは改善されないため、服用には賛否両論あります。花粉症の時期だけ服用するのもいいでしょう。

抗ヒスタミン剤の仕組み

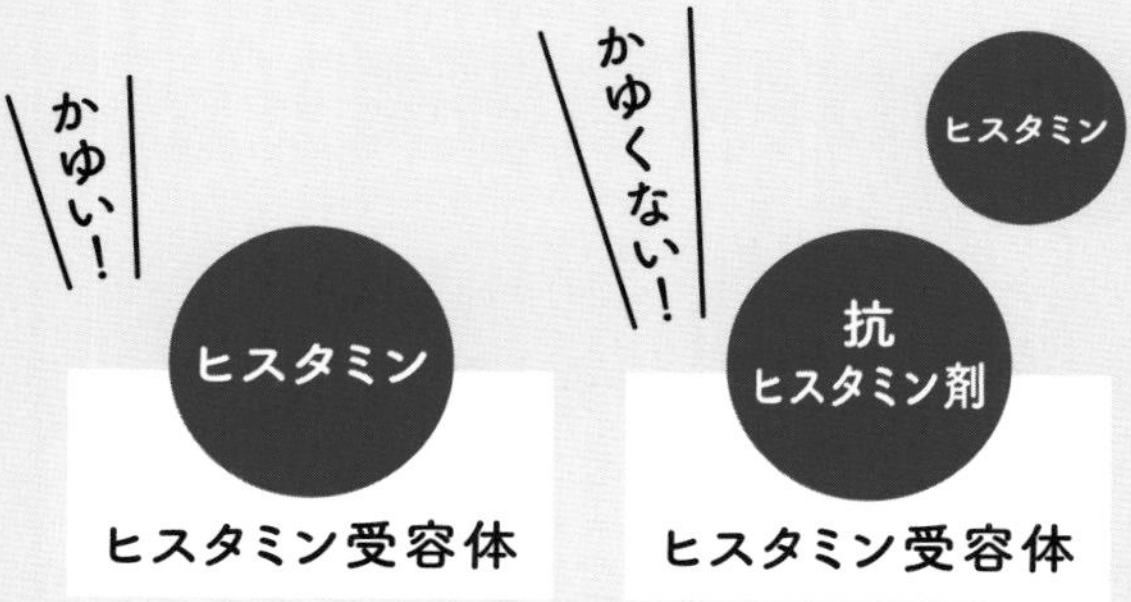

アレルギーなどの刺激により肥満細胞から放出されたヒスタミンは、ヒスタミン受容体と結合することでかゆみなどの作用を起こす。

抗ヒスタミン薬はヒスタミンの代わりにヒスタミン受容体と結合することで、ヒスタミンの結合によって起こるかゆみを防ぐ仕組み。

【作用】

●ヒスタミンの働きを抑制

●アレルギー症状の緩和

神経伝達物質ヒスタミンの働きを抑えることでアレルギー反応を抑え、蕁麻疹、花粉症、喘息などによる、皮膚のはれやかゆみ、鼻炎（くしゃみや鼻みずなど）、咳などの症状を改善する。

【副作用】

●眠気、判断力の低下

●車の運転禁止

脳の活動が抑えられ眠気や判断力、集中力の低下などがあらわれる場合があり、薬の種類によっては、車の運転を禁止しているものもある。顔や手足の筋肉の痙攣、口渇、吐き気、便秘などが現われる場合がある。

【用法・注意点】

●おすすめは第二世代

●市販薬も多い

市販薬も多く、用法・用量についてはそれぞれによる。抗ヒスタミン剤は第一世代と第二世代があり、後者は眠気などの副作用が少なくなるように改良されている。代表的なものは次ページ参照。

第一世代

最初に開発された抗ヒスタミン剤は、眠気を引き起こしやすい。抗コリン薬と似ているため、アセチルコリン受容体をブロックして便秘、口渇、尿閉などの副作用を起こすこともある。

商品名	一般名
タジベール	フマル酸クレマスチン
レスタミン・ベナ	ジフェンヒドラミン
ポララミン	マレイン酸 クロルフェニラミン
ヒベルナ・ピレチア	プロメタジン
アタラックス（P）	ヒドロキシジン
ホモクロミン	ホモクロルシクリジン
ペリアクチン	シプロヘプタジン

インペアード・パフォーマンス

花粉症などのアレルギー対策の薬を飲むと、眠くなったり、頭がぼーとして集中力や判断力がにぶくなったりすることがある。これはアトピー対策のものも含めた抗ヒスタミン剤の副作用で、「インペアード・パフォーマンス」と呼ばれる。ヒスタミンはアレルギー反応を起こす原因となる一方で、脳にはたらきかけて意識を覚醒させたり、学習能力や記憶力を高めたりする効果がある。しかし、抗ヒスタミン剤が脳内の必要なヒスタミンまでブロックしてしまうことで、上記のような症状を引き起こしてしまうのだ。この副作用は第一世代に起こりやすく、第二世代の抗ヒスタミン剤は改良され、脳に影響しにくくなっている。

第二世代

1980年以降に開発された第二世代は、ヒスタミン受容体のみをブロックし、アセチルコリン受容体をブロックしないのが特徴。また中枢神経への抑制も少ないため、眠気も出にくく改良されている。

商品名	一般名
アゼプチン	アゼラスチン
ゼスラン・ニポラジン	メキタジン
セルテクト	オキサトミド
ザジテン	フマル酸ケトチフェン
ビラノア	ゼラスチン
アレグラ	フェキソフェナジン
デザレックス	デスロラタジン
アレジオン	エピナスチン
アレロック	オロパタジン
クラリチン	ロラタジン
エバステル	エバスチン
ジルテック	セチリジン
タリオン	ベシル酸ベポタスチン
ザイザル	レボセチリジン

保湿剤

ヘパリン類似物質製剤

保湿効果はもちろん、血行促進効果、抗炎症作用がある。「ヒルドイド」が代表格。

尿素製剤

水分保持量を維持する働きがあり、皮膚のバリア機能を回復する。フィラグリンの発現を進める。

軟膏基材

角層表面に油膜を作り、水分の消失やアレルギー物質の侵入を防ぐ。「ワセリン」が代表格。

その他保湿剤

ビタミンA油性剤や、化粧品にはセラミド含有の商品もある。

炎症があるときもないときも、保湿は毎日欠かさずに

アトピー患者はもともと皮膚に水分や皮脂が不足している、乾燥肌の人が多くいます。そこで炎症が起きているときは薬物治療で症状をくい止める必要がありますが、炎症が起きていないときも、肌に保湿をしてあげる必要があります。

保湿剤は大きく分けて4つの種類がありま す（上記参照）。どの保湿剤を使う場合も1日に2～3回、たっぷり塗る必要があるので、体

ヘパリン類似物質製剤一覧

- ヒルドイドソフト軟膏0.3%
- ビーソフテン油性クリーム0.3%
- ヒルドイドクリーム0.3%
- ビーソフテンクリーム0.3%
- クラドイド軟膏0.3%
- ヘパダーム軟膏0.3%
- エアリートクリーム0.3%
- セレロイズ軟膏0.3%
- ヒルドイドローション0.3%
- ビーソフテンローション0.3%
- クラドイドローション0.3%
- エアリートローション0.3%
- ビーソフテン外用スプレー0.3%
- クラドイド外用スプレー0.3%
- ヘパリン類似物質外用スプレー
- ヘパリン類似物質外用泡状スプレー

質にあった塗りやすいものを選びましょう。

モイスチャライザーのなかでも刺激の少ない成分で構成

ヘパリン類似物質は水分を保持する性質がある親水性部分を多く持つため、高い保湿力があります。このように保湿成分が自ら水分を持つことで直接保湿作用を示す成分を「モイスチャライザー」と呼び、ヘパリン類似物質はその中でも皮膚への刺激が少ない成分です。

保湿だけでなく、血行促進、抗炎症作用なども認められ、アトピー性皮膚炎による乾燥肌のほか、しもやけや火傷の傷、打撲や捻挫などの治療にも使われます。

尿素製剤一覧

- パスタロンソフト軟膏10%
- パスタロンソフト軟膏20%
- ウレパールクリーム10%
- パスタロンクリーム10%
- アセチロールクリーム10%
- 尿素クリーム10%「フジナガ」（ベギンクリーム10%）
- ウリモックスクリーム10%
- ケラチナミンコーワクリーム20%
- パスタロンクリーム20%
- アセチロールクリーム20%
- 尿素クリーム20%「フジナガ」（ベギンクリーム20%）
- ケラベンス軟膏20%
- ワイドコールクリーム20%
- ウレパールローション10%
- パスタロンローション10%

20%以上配合のものは敏感肌の人は注意が必要

尿素は親水性部分（水分を皮膚に蓄え乾燥を防ぐこと）を持つ「モイスチャライザー」のひとつ。体の中でも生成される成分で、皮膚の中にも多く存在します。

医薬品や医薬部外品として古くから使われていますが、配合濃度が20%以上になると、角質溶解作用（皮膚を溶かす作用）を持ちます。皮膚バリア機能が低下した人や、敏感肌の人は使用を避けましょう。

角質が厚くカサカサに乾燥しているヒジやヒザ、カカトの治療に使用するのがよいでしょう。

軟膏基剤一覧

●黄色ワセリン　●白色ワセリン　●プロペト

そのほかの保湿剤一覧

●ザーネ軟膏0.5%　●ユベラ軟膏

十分に肌を潤してから、皮膚を薄い油膜で覆って保湿

「ワセリン」に代表される軟膏基剤は、石油を生成して作られた保湿剤。

それ自体に保湿効果はなく、角層表面に油膜を作ることで皮膚からの水分の蒸発を防ぎ保湿効果を発揮します。したがって保湿効果を発揮するためには、軟膏基剤を塗る前に十分な皮膚の潤いが必要となるため、入浴後などに塗るのがおすすめです。

ワセリンの不純物を少なくしたものがベビーワセリンとしても知られる「プロペト」、さらに精製したものが「サンホワイト」です。

利益相反のおことわり

著者両名は以下の製薬会社より、講演料および研究費を正規の手続きのもと受け取っています。ただし、本書の制作においては、以下の製薬会社からは一切の助言、及び支援等は受け取っていません。

大塚篤司
アッビィ合同会社／エーザイ株式会社／大塚製薬株式会社／小野薬品工業株式会社／協和キリン株式会社／サノフィ株式会社／サンファーマ株式会社／大鵬薬品工業株式会社／第一三共株式会社／田辺三菱製薬株式会社／鳥居薬品株式会社／中外製薬株式会社／日本イーライ・リリー株式会社／ノバルティスファーマ株式会社／ブリストル・マイヤーズ スクイブ株式会社／マルホ株式会社／ヤンセンファーマ株式会社／MSD株式会社

堀向健太
株式会社ナチュラルサイエンス／グラファラボラトリーズ株式会社／サノフィ株式会社／シスメックス株式会社／資生堂ジャパン株式会社／大鵬薬品工業株式会社／田辺三菱製薬株式会社／鳥居薬品株式会社／マルホ株式会社

※五十音順で表しています。

参考論文

1. Palmer CN, Irvine AD, Terron-Kwiatkowski A, Zhao Y, Liao H, Lee SP, et al. Common loss-of-function variants of the epidermal barrier protein filaggrin are a major predisposing factor for atopic dermatitis. Nat Genet. 2006 Apr;38(4):441-6.
2. Howell M D, et al. Cytokine modulation of atopic dermatitis filaggrin skin expression. J. Allergy Clin Immunol. 2007 Jul;120(1): 150-5.
3. Lowe AJ, Leung D Y M, Tang M L K, Su J C & Allen K J. The skin as a target for prevention of the atopic march. Ann Allergy Asthma Immunol. 2018 Feb;120(2); 145-151.
4. Martin PE, et al. Which infants with eczema are at risk of food allergy? Results from a population-based cohort. Clin Exp Allergy. 2015 Jan; 45(1):255-64.
5. Lundov M D, Johansen J D, Zachariae C & Moesby L. Creams used by hand eczema patients are often contaminated with Staphylococcus aureus. Acta Derm Venereol. 2012 Jul; 92(4); 441-2.
6. González-López G, Ceballos-Rodriguez, R M, González-López J J, Feito Rodriguez M & Herranz-Pinto P. Efficacy and safety of wet wrap therapy for patients with atopic dermatitis: a systematic review and meta-analysis. Br J Dermatol. 2017 Sep; 1773: 688-695.
7. Yamaguchi H, Hirasawa N, Asakawa S, Okita K. & Tokura Y. Intrinsic atopic dermatitis shows high serum nickel concentration. Allergol Int 2015 Jul; 64(3) 282-4 .
8. Kantor R, Kim A, Thyssen J & Silverberg J I. Association of atopic dermatitis with smoking: A systematic review and meta-analysis. J Am Acad Dermatol. 2016 Dec(6):1119-1125.
9. Kim JP, et al. Persistence of atopic dermatitis (AD): A systematic review and meta-analysis. J Am Acad Dermatol. 2016 Oct; 75(4):681-7.e11.
10. Abuabara K, Yu AM, Okhovat JP, Allen IE, Langan SM. The prevalence of atopic dermatitis beyond childhood: A systematic review and meta-analysis of longitudinal studies. Allergy. 2018 Mar; 73(3):696-704.
11. Miyaji Y, Yang L, Yamamoto-Hanada K, Narita M, Saito H, Ohya Y. Earlier aggressive treatment to shorten the duration of eczema in infants resulted in fewer food allergies at 2 years of age. J Allergy clin Lmmunol Pract. 2020 May; 8(5):1721-4. e6.
12. Chalmers JR, Haines RH, Bradshaw LE, Montgomery AA, Thomas KS, Brown SJ, et al. Daily emollient during infancy for prevention of eczema: the BEEP randomised controlled trial. Lancet. 2020 Mar 21; 395:962-72.

13. Kothari A, Locke A, Eiwegger T. Emollients for the prevention of atopic dermatitis. 2021 Aug; 76(8):2641-3.
14. Lack G, et al. Factors associated with the development of peanut allergy in childhood. N Engl J Med. 2003 Mar 13; 348(11): 977-85.
15. Horimukai K, Morita K, et al. Application of moisturizer to neonates prevents development of atopic dermatitis. J Allergy Clin Immunol 2014 Oct; 134(4):824-30.e6.
16. Kemmett D, Tidman MJ. The influence of the menstrual cycle and pregnancy on atopic dermatitis. Br J Dermatol 1991 Jul; 125(1):59-61.
17. Edwards MJ, Agho K, Attia J, Diaz P, Hayes T, Illingworth A, et al. Case-control study of cleft lip or palate after maternal use of topical corticosteroids during pregnancy. Am J Med Genet A. 2003 Aug 1; 120A(4):459-63.
18. Chi CC, Mayon-White RT, Wojnarowska FT. Safety of topical corticosteroids in pregnancy: a population-based cohort study. J Invest Dermatol. 2011 Apr; 131(4):884-91.
19. 妊娠と授乳（じほう社）第3版 p588
20. 妊娠と授乳（じほう社）第3版 p230
21. Kramer MS, et al. Maternal dietary antigen avoidance during pregnancy or lactation, or both, for preventing or treating atopic disease in the child. Evid Based Child Health 2014; 9:447-83.
22. Kramer MS, et al. Maternal dietary antigen avoidance during pregnancy or lactation, or both, for preventing or treating atopic disease in the child. Evid Based Child Health 2014; 9:447-83.
23. Muraro A, Halken S, Arshad SH, Beyer K, Dubois AEJ, Du Toit G, et al. EAACI Food Allergy and Anaphylaxis Guidelines. Primary prevention of food allergy. Allergy. 2014 May; 69(5):590-601.
24. Kramer MS, et al. Maternal dietary antigen avoidance during pregnancy or lactation, or both, for preventing or treating atopic disease in the child. Evid Based Child Health 2014; 9:447-83.
25. Metcalfe JR, Marsh JA, D'Vaz N, Geddes DT, Lai CT, Prescott SL, et al. Effects of maternal dietary egg intake during early lactation on human milk ovalbumin concentration: a randomized controlled trial. Clin Exp Allergy. 2016 Dec; 46(12):1605-13.
26. Anvari S, Chokshi NY, Kamili QU, Davis CM. Evolution of Guidelines on Peanut Allergy and Peanut Introduction in Infants: A Review. JAMA Pediatr. 2017 Jan; 171(1):77-82.
27. Al-Saud B, Sigurdardottir ST. Early Introduction of Egg and the Development of Egg Allergy in Children: A Systematic Review and Meta-Analysis. Int Arch Allergy Immunol. 2018:;177(4):350-9.

28. Keet C, Pistiner M, Plesa M, Szelag D, Shreffler W, Wood R, et al. Age and eczema severity, but not family history, are major risk factors for peanut allergy in infancy. J Allergy Clin Immunol. 2021 Mar; 147(3):984-91.e5.
29. Lack G. Epidemiologic risks for food allergy. J Allergy Clin Lmmunol. 2008 Jun; 121(6):1331-6.
30. Kantor R, Silverberg JI. Environmental risk factors and their role in the management of atopic dermatitis. Expert Rev Clin Immunol. 2017 Jan; 13(1):15-26.
31. Fradin MS, Day JF. Comparative efficacy of insect repellents against mosquito bites. N Engl J Med. 2002 Jul; 4;347(1):13-8.
32. Lack G, et al. Factors associated with the development of peanut allergy in childhood. N Engl J med. 2003 Mar; 13; 348(11): 977-85.
33. Miyauchi M, et al. The solar exposure time required for vitamin D3 synthesis in the human body estimated by numerical simulation and observation in Japan. J Nutr Sci Vitaminol (Tokyo). 2013; 59(4):257-63.

その他の参考文献（※五十音順）

『あたらしい皮膚科学』（中山書店）清水宏著
『アトピー性皮膚炎治療のためのステロイド外用薬パーフェクトブック』（南山堂）塩原哲夫編
『エビデンスに基づくアトピー性皮膚炎治療ーあたらしい潮流』（中山書店）椛島健治、宮地良樹編
『世界最高のエビデンスでやさしく伝える 最新医学で一番正しいアトピーの治し方』（ダイヤモンド社）大塚篤司著
Kabashima K. New concept of the pathogenesis of atopic dermatitis: interplay among the barrier, allergy, and pruritus as a trinity. J Dermatol Sci. 2013 Apr ;70(1):3-11.
Otsuka A, Nomura T, Rerknimitr P, Seidel JA, Honda T, Kabashima K. The interplay between genetic and environmental factors in the pathogenesis of atopic dermatitis. Immunol Rev. 2017 Jul ;278(1):246-62.

索引

アトピーに悩む人々に向けて

『3章 乳児のためのアトピー最新情報』(P93〜125)を担当した堀向です。2021年の6月に大塚先生から「世の中にきちんとしたアトピー性皮膚炎の本がもっとあったほうがいいよね」とお声がけいただき、「確かにそうですね」とふたつ返事でお引き受けしたはいいものの、今回はいつもと勝手が異なりました。

今まで3冊の本を自分で文章を書いてきましたが、この本は、ライターさんに元原稿をいただくことになりました。私の文章はどうしても冗長になるため、プロのライターさんから、シンプルに書くレクチャーをいただいたように思っています。ありがとうございました。まとめるのはとても大変な作業だったことでしょう。

そしてわがままな私は、「断言的なことばは苦手ですので表現を変えたいです。そして出典も盛り込まないと（その他、なんやかんや）」と多くの注文を出してしまいました。そんな面倒な監修者に対して「あくまで原稿は、書籍の方向性を確認いただくための叩き台で修正や出典作業を入れる前提のものです」とすべて受け入れてくださいました。出典も含め、お届けできたことを嬉しく思います。

子どものアトピー性皮膚炎は、将来のアレルギーの病気の発症リスクをあげることが明らかになっています。だからこそ、症状を長引かせないように治療を行っていくことが重要視されるようになりました。この本を手にとってくださった皆様が、少しでも改善して健やかな生活を送られることを願っています。

堀向 健太

［監修］**大塚篤司**（おおつか・あつし）
近畿大学医学部皮膚科学教室主任教授。皮膚科専門医・アレルギー専門医。がん治療認定医。著書に『世界最高のエビデンスでやさしく伝える 最新医学で一番正しい アトピーの治し方』（ダイヤモンド社）など。

［監修］**堀向健太**（ほりむかい・けんた）
東京慈恵会医科大学葛飾医療センター小児科助教。小児科専門医・小児科指導医 。アレルギー専門医・アレルギー指導医。ブログ「小児アレルギー科医の備忘録」を開設し、これまで1200本以上の論文を紹介。

［制作］
企画・編集　川島彩生（スタジオポルト）
　　　　　　竹川有子
デザイン　東京100ミリバールスタジオ
イラスト　アィ。

【読む常備薬】
図解 最新医学で治すアトピー
専門医が教える、成人から乳児までのケア

2021年10月20日　初版印刷
2021年10月30日　初版発行

監　修　大塚篤司、堀向健太
発行者　小野寺優
発行所　株式会社河出書房新社
〒151-0051 東京都渋谷区千駄ヶ谷 2-32-2
電話　03-3404-1201（営業）
　　　03-3404-8611（編集）
https://www.kawade.co.jp/
印刷・製本　大日本印刷株式会社

Printed in Japan
ISBN978-4-309-29164-2